妊婦健診に一歩差がつく

産科超音波検査

谷垣伸治

杏林大学医学部産科婦人科学教室臨床教授
杏林大学医学部付属病院総合周産期母子医療センター センター長

医学書院

妊婦健診に一歩差がつく
産科超音波検査

発　　行	2014年 4月 1日　第1版第1刷Ⓒ
	2020年11月 1日　第1版第3刷
執　　筆	谷垣　伸治
発行者	株式会社 医学書院
	代表取締役　金原　俊
	〒113-8719　東京都文京区本郷1-28-23
	電話　03-3817-5600（社内案内）
印刷・製本	アイワード

本書の複製権・翻訳権・上映権・譲渡権・貸与権・公衆送信権（送信可能化権を含む）は株式会社医学書院が保有します．

ISBN978-4-260-01947-7

本書を無断で複製する行為（複写，スキャン，デジタルデータ化など）は，「私的使用のための複製」など著作権法上の限られた例外を除き禁じられています．大学，病院，診療所，企業などにおいて，業務上使用する目的（診療，研究活動を含む）で上記の行為を行うことは，その使用範囲が内部的であっても，私的使用には該当せず，違法です．また私的使用に該当する場合であっても，代行業者等の第三者に依頼して上記の行為を行うことは違法となります．

JCOPY 〈出版者著作権管理機構 委託出版物〉
本書の無断複製は著作権法上での例外を除き禁じられています．複製される場合は，そのつど事前に，出版者著作権管理機構（電話 03-5244-5088，FAX 03-5244-5089，info@jcopy.or.jp）の許諾を得てください．

読者の皆さんへ

　「今日，超音波しないんですか」と訊かれた経験はありませんか。実は，胎児超音波検査の標準は明らかではありません。では，超音波検査をいつ行い，何を，どこまで見たらよいのでしょうか。

　そこで本書は，①画像を通して，妊産婦と胎児の状態をイメージできる，②画像を説明できる，さらには，③その結果を健診・指導にいかす，ことを目標に，検者として，また検査補助者として知っておいて欲しい知識をコンパクトにまとめました。

　第Ⅰ章では，月齢ごとに，胎児の発育過程と主な検査・保健指導項目を，超音波画像を交えてまとめました。第Ⅱ章では，超音波検査装置の基本的な操作法と，きれいな画像の作り方を解説してあります。第Ⅲ章では，いよいよ胎児体重計測にチャレンジです。プローブの動かし方など，実際の手順がイメージできるよう，step by step で説明しました。

　また，検査を行っていく中で，「あれ？　何か変」と思うような画像に遭遇するかもしれません。そこで，第Ⅳ章では，疾患発見の端緒になる異常画像をまとめました。疾患理解と患者説明に役立てられるよう，医師が行っている胎児スクリーニングについても簡単に解説しました。さらに，超音波検査に関連して，胎児心拍モニタリングを含む胎児の well-being の評価や超音波に関する略語も加えました。

　助産外来の拡がりにより，プローブを握ることになった助産師さんも多いと思います。本書を契機に，超音波検査が妊婦・胎児と皆さんとを繋ぐ架け橋になれば幸いです。

　最後に，本書の編集という以上にお力添え頂いた医学書院 山内梢さんに深甚の謝辞を捧げます。

平成 26 年 3 月吉日

谷垣　伸治

もくじ

I. 胎児の発育過程 …………………………… 1

II. 超音波検査の基本 …………………………… 23
- 超音波検査の種類 …………………………… 24
- 画像の種類とモニターのみかた …………………………… 26
- 撮像断面 …………………………… 30
- 画像に関連した設定 …………………………… 32
- アーチファクト …………………………… 40

III. 計測と観察 …………………………… 43
- 検査時期・回数 …………………………… 44
- 計測・観察項目 …………………………… 46
- 胎位の確認 …………………………… 48
- 羊水量の計測 …………………………… 50
- 児頭大横径（BPD）の計測 …………………………… 52
- 腹部周囲長（AC）の計測 …………………………… 54
- 大腿骨長（FL）の計測 …………………………… 56
- 胎児発育の評価 …………………………… 58
- 子宮頸管長の計測 …………………………… 60
- 血流測定 …………………………… 62

IV．異常所見 **65**

異常所見と胎児管理 66
子宮頸部の異常 68
頭部の異常 72
胸部の異常 76
心臓の異常 78
腹部の異常 82
四肢・骨格の異常 84
羊水量の異常 86
臍帯動脈の数の異常 88

V．胎児 well-being の評価 **89**

胎児心拍数モニタリング 90
BPS と modified BPS 100

付録 1．産科超音波検査でよく用いられる略語 103
付録 2．児頭大横径（BPD）の妊娠週数ごとの基準値 106
付録 3．頭囲（HC）の妊娠週数ごとの基準値 107
付録 4．腹部周囲長（AC）の妊娠週数ごとの基準値 108
付録 5．大腿骨長（FL）の妊娠週数ごとの基準値 109
付録 6．推定児体重（EFW）の妊娠週数ごとの基準値 110

表紙デザイン：岡部タカノブ，イラスト：柳生奈緒

I. 胎児の発育過程

妊娠初期

第1月(0〜3週)

　妊娠週数は，最終月経の初日から数えます。月経周期が28日の女性は，最終月経初日から2週目に排卵・受精します。3週目は受精卵が着床までの道のりをたどります。よって，この段階の超音波画像では，胎児は確認できません。

　受精後約12日で着床します。着床から約5日程度で，胎児(胎芽)の神経管，脳，脊髄と徐々に発達していきますが，この時期は画像では確認できません。第2月以降に胎嚢が確認できるようになります。

骨盤内の解剖(正中矢状断)

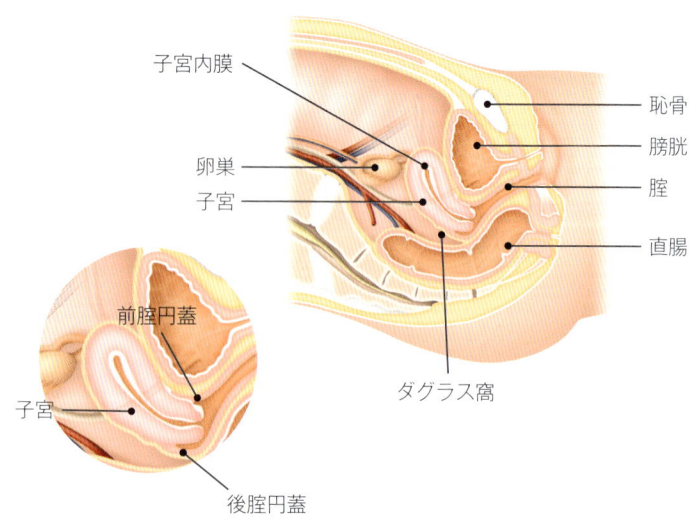

経腟走査法による非妊娠時の子宮像(正中矢状断)

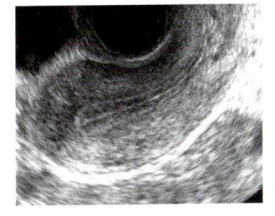

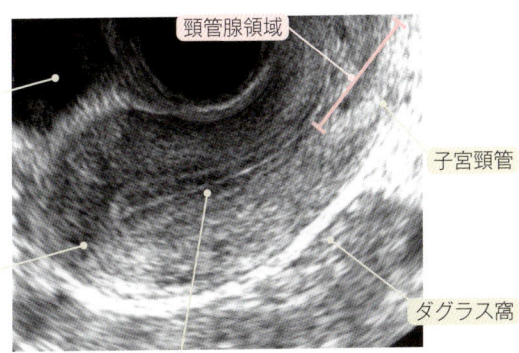

- 頸管腺領域
- 膀胱 — 膀胱内の尿が黒く描写される
- 子宮頸管
- 子宮体部
- ダグラス窩
- 子宮内膜 — 木の葉のように見えるのが,子宮内膜

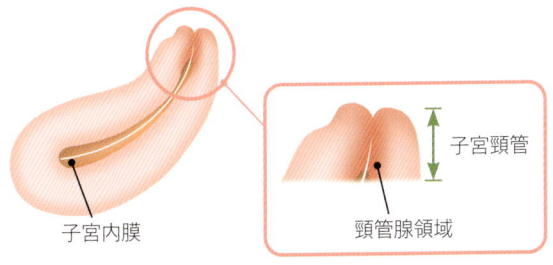

- 子宮内膜
- 子宮頸管
- 頸管腺領域

第Ⅰ章 第1月(0〜3週)

妊娠初期

第2月（妊娠4〜7週）

母体の変化

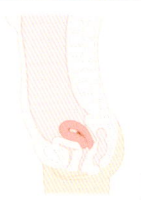

子宮の大きさ 鶏卵大〜

- 無月経となる
- 基礎体温が上昇する
- 悪阻が始まる
- 乳房の緊張感が増大する

胎児の変化

- 胎嚢が確認できる（5週）
- 卵黄嚢が確認できる
- 胎児心拍が確認できる
- 四肢の隆起が出現する

妊娠4週

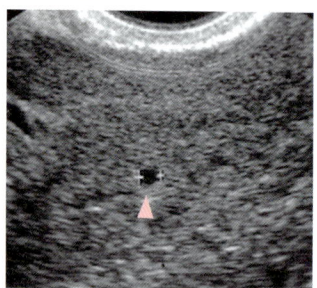

高輝度で厚みのある環状や楕円形のエコー像（white ring echo，▲印）が胎嚢（GS）。妊娠5週でほぼ100％確認できる。

妊娠5週

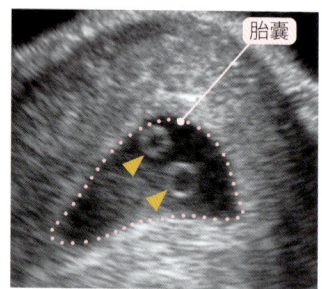

卵黄嚢（yolk sac，▲印）が出現。上図は1つの胎嚢の中に卵黄嚢が2つ確認できる（一絨毛膜二羊膜双胎）。

> **memo** 一卵性双胎と二卵性双胎
>
> 受精後3日以内に受精卵が2つに分裂すると，一卵性の二絨毛膜双胎になります。一卵性双胎のうち30％は二絨毛膜双胎となり，必ずしも二絨毛膜双胎が二卵性双胎とは限りません。

正常妊娠の診断

❋ 超音波検査(経腟走査法,医師による診断)
- 子宮内妊娠の確認(異所性妊娠の否定)⇒ p.71
- FHB(胎児心拍動)の確認
- 胎児数,膜性診断(妊娠11週ころまで)

保健指導

- 健診スケジュール:1か月に1回
- 妊娠の受容促進(生活改善への動機づけ)
- 食事と栄養:悪阻,便秘に対する指導。嗜好品
- 清潔(悪阻により歯磨きがおっくうになる妊婦も)
- 異常徴候(下腹部痛,不正出血)の受診指導

妊娠6週

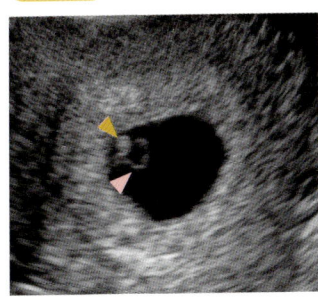

卵黄嚢(▲印)に接して胎芽(▲印)が確認できる。胎芽上では,点滅する心拍動(FHB)が認められる。妊娠8週以降,胎児と呼ぶ。

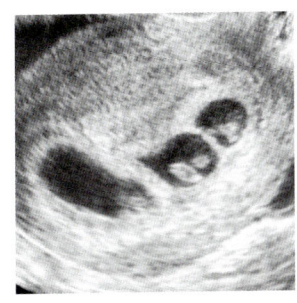

胎嚢(GS)が3つ認められ,三絨毛膜性であることがわかる。

第Ⅰ章 第2月(妊娠4〜7週)

妊娠初期

第3月（妊娠8〜11週）

母体の変化

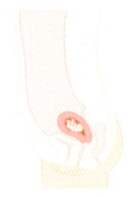

| 子宮の大きさ | 手拳大 |

- 乳房が大きくなり，乳頭が着色する
- 尿意が頻回になる
- 便秘がちになる

胎児の変化

- 頭部・体幹・四肢が明確に区別でき，2頭身に
- 顔つきが人間らしく
- 心筋の動きが確認できる
- 尿の排泄が始まる
- 胎盤となる部分が確認できる（9週頃）

妊娠8週

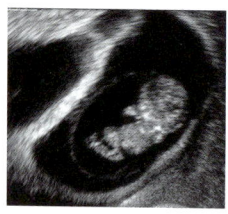
▶
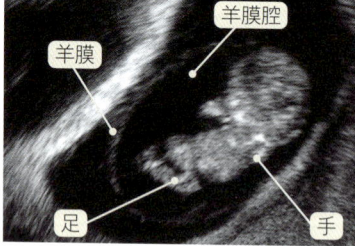

妊娠11週

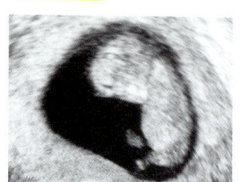
▶
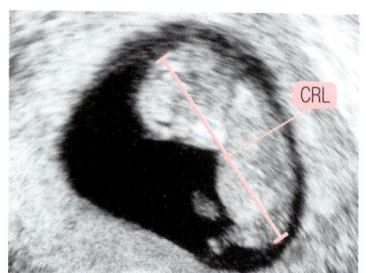

CRL：頭部から臀部までの最長距離（p.49参照）

分娩予定日決定のための検査

❄ 超音波検査（経腟走査法，医師による診断）

☐ 頭殿長（CRL）の測定

> 妊娠週数の決定は
> CRL14～41 mm の間⇒ p.49

CRL (mm)	妊娠週数 50% tile	CRL (mm)	妊娠週数 50% tile	CRL (mm)	妊娠週数 50% tile	CRL (mm)	妊娠週数 50% tile
13	8W+0d	21	9W+1d	29	10W+0d	37	10W+6d
14	8W+1d	22	9W+2d	30	10W+1d	38	11W+0d
15	8W+2d	23	9W+2d	31	10W+2d	39	11W+0d
16	8W+3d	24	9W+3d	32	10W+3d	40	11W+1d
17	8W+4d	25	9W+4d	33	10W+3d	41	11W+2d
18	8W+5d	26	9W+5d	34	10W+4d	42	11W+2d
19	8W+6d	27	9W+6d	35	10W+5d	43	11W+3d
20	9W+0d	28	10W+0d	36	10W+5d		

保健指導

☐ 分娩予定日の説明

☐ 母子健康手帳の申請手続き，記入指導と内容確認

☐ 母子学級の紹介

☐ 食事と栄養：悪阻，便秘に対する指導。嗜好品

☐ 分娩場所の検討

☐ 歯科検診（齲蝕や歯周病は早めの治療を）

☐ 異常徴候（下腹部痛，不正出血）の受診指導

> **memo** 分娩予定日の決定
>
> 分娩予定日は，① 排卵日・受精日，② 最終月経，③ CRL，のいずれかから決定します。①が特定できる場合には，この日を妊娠2週0日として算出します。②と③の数値が1週間以上ずれるときは，③から算出した予定日を採用します（月経開始1週間での妊娠の可能性はかなり低く，これも考慮します）。

妊娠初期

第4月（妊娠12〜15週）

母体の変化

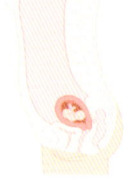

子宮の大きさ	手拳大
子宮底長	〜12 cm
子宮底の高さ	恥骨結合と臍の中間

- 悪阻がおさまって（食欲が増加して）くる
- 帯下が増える

胎児の変化

- ぜい毛が生える
- 内臓器官がほぼ完成する（成熟はこれから）
- 眼は閉じたままだが、耳が聴こえはじめ、口を動かし羊水を飲む
- 胎盤がほぼ形成される

妊娠12週

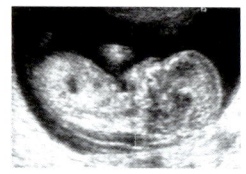

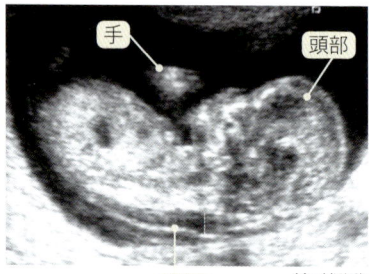

手　頭部
脊椎　（矢状断）

妊娠14週

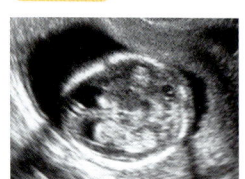

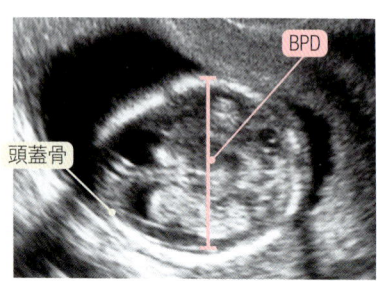

BPD
頭蓋骨
（児頭水平断）

妊娠初期の検査

❊ 超音波検査
- [ ] 児頭大横径(BPD)の測定⇒ p.52
- [ ] 胎児形態異常の診断:無頭蓋症(無脳症)⇒ p.72,脳瘤,胎児水腫など
- [ ] NT(nuchal translucency)の計測⇒ p.73

❊ その他の検査・診察項目
- [ ] 血液検査(血液型,感染症,血算,血糖など)
- [ ] 尿検査
- [ ] 血圧測定
- [ ] 聴診:胎児心音
- [ ] 子宮頸部細胞診

	BPD(mm) ±2SD
12週	14.5〜24.1
13週	17.8〜27.6
14週	21.1〜31.2
15週	24.4〜34.7

(日本超音波医学会:超音波胎児計測の標準化と日本人の基準値2003より)

保健指導

- [ ] 食事指導:体重管理,栄養バランスを考えた食事
- [ ] 動作・姿勢指導:日常生活動作,正しい姿勢
- [ ] 生活指導:妊娠中の運動,睡眠と休息
- [ ] 清潔(帯下の増加に対する知識)
- [ ] マタニティインナー,マタニティウエアの準備

> **memo** BPDが基準値より小さい場合
>
> 第4月では,FGRを考えるより,予定日の間違いがないかを検討します。

妊娠中期

第5月（妊娠16〜19週）

母体の変化

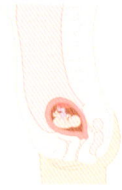

子宮の大きさ	小児頭大〜
子宮底長	〜15 cm
子宮底の高さ	臍下2〜3横指

・乳頭から黄色の分泌物がみられる
・下腹部が大きくなり始める
・腟・外陰の分泌物が増加傾向に
・胎動をかすかに感じる
・流産の可能性が低くなる

胎児の変化

・胎動が活発に（指しゃぶりなどもみられる）
・爪ができる
・骨や筋肉がしっかりしはじめる
・脂肪がつきはじめる

妊娠16週

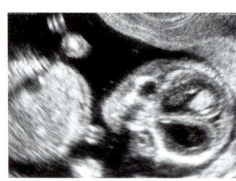

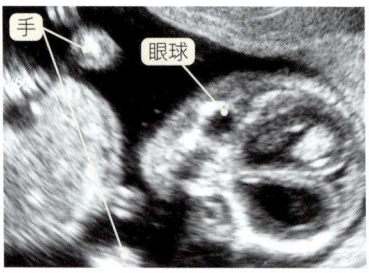

手　　眼球

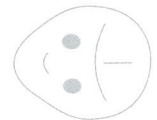

保健指導

- □ 食事指導：積極的なカルシウム摂取，体重管理
- □ 生活指導：運動(体位管理，下半身のむくみ・静脈瘤予防)
- □ 衣服・靴の指導(腹帯の用い方)
- □ 分娩場所の選択
- □ 母子健康手帳の活用法
- □ 胎動について

	BPD(mm) ±2SD	EFW(g) ±1.5SD
16週	27.7〜38.2	—
17週	30.9〜41.7	—
18週	34.2〜45.1	141〜232
19週	37.4〜48.5	186〜308

(日本超音波医学会：超音波胎児計測の標準化と日本人の基準値2003より)

妊娠19週

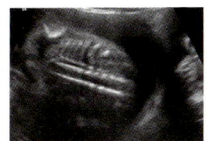
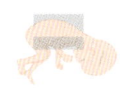
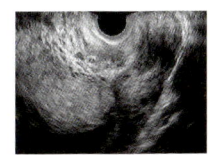
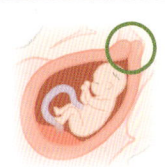
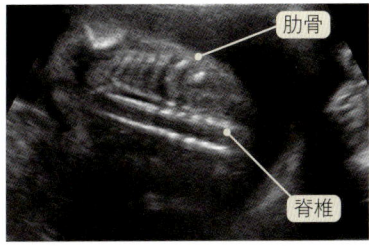
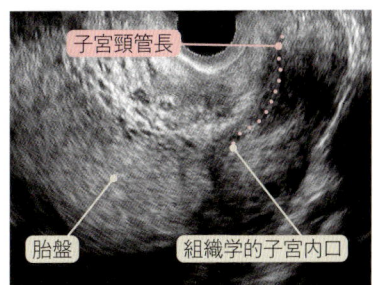

妊娠中期

第 6 月（妊娠 20〜23 週）

母体の変化

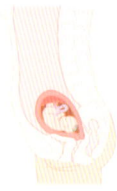

子宮の大きさ	成人頭大
子宮底長	〜21 cm
子宮底の高さ	臍高（23 週）

・悪阻が消失する
・腹部が目立ち始める
・はっきりと胎動を感じる

胎児の変化

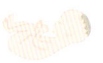

・骨格が完成する
・胎脂ができ，眼が開くようになる
・頭髪がみられる
・睡眠パターンが習慣化する

妊娠 20 週

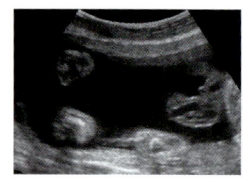 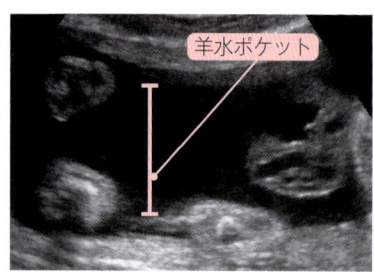

羊水ポケット

memo　子宮底長

妊娠 30 週までの子宮底長はおよそ妊娠週数−3 cm，それ以降は−5 cm と憶えるとよいでしょう。子宮底長が極端に大きい場合は，羊水過多や子宮筋腫合併妊娠，極端に小さい場合は，胎児発育不全(FGR)，羊水過少，前期破水が疑われます。

妊娠中期の検査

❋ 超音波検査(経腟・経腹走査法)
* 『産婦人科診療ガイドライン―産科編 2014』では,妊娠 20 週での医師による超音波検査が奨励されている。
- [ ] 子宮頸部の変化(頸管無力症の診断)⇒ p.68
- [ ] 胎盤の位置の確認⇒ p.70
- [ ] 推定児体重(EFW)の算出⇒ p.58
- [ ] 羊水量の測定⇒ p.50

❋ その他の検査・診察項目
- [ ] 血圧・体重測定
- [ ] 触診:腹部(適宜:乳房)(胎児の位置,大きさなど)
- [ ] 子宮底の測定(通常,妊娠 30 週までは妊娠週数-3 cm 程度)
- [ ] 聴診:胎児心音
- [ ] 血液検査・尿検査
- [ ] 必要時:耐糖能検査

	BPD(mm) ±2SD	EFW(g) ±1.5SD
20 週	40.6～51.9	236～390
21 週	43.7～55.3	293～481
22 週	46.7～58.5	357～580
23 週	49.7～61.8	430～690

(日本超音波医学会:超音波胎児計測の標準化と日本人の基準値 2003 より)

保健指導

- [ ] 食事指導:積極的な鉄分補給,体重管理
- [ ] 妊婦体操(腰痛予防),乳頭や乳輪部のマッサージ指導
- [ ] 分娩のための物品準備,育児物品の準備
- [ ] 勤労妊婦の産休について
- [ ] 妊娠合併症の知識:早期発見法,予防法

妊娠中期

第7月（妊娠24〜27週）

母体の変化

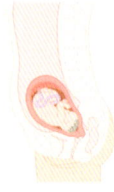

子宮底長	〜24 cm
子宮底の高さ	臍上2〜3横指（27週）

・動作が緩慢に
・肩で呼吸するようになる
・背部や腰部が疲れやすい

胎児の変化

・胎動が盛んになる
・胎児の身体部位が外診でわかるようになる

妊娠27週

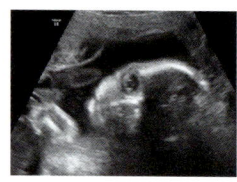

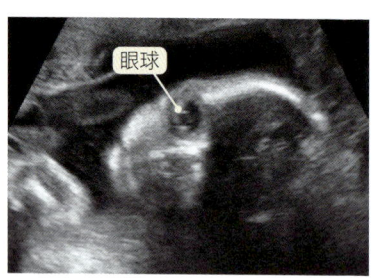
眼球

> **memo** 妊娠経過と超音波検査
>
> 妊娠週数が進むと，胎児が大きくなり，モニター画面内に児全体が入りきらなくなってきます。また，超音波検査は，羊水がないと描出が困難になるため，相対的に羊水量が少なくなる妊娠末期では，鮮明な画像が得にくくなります。3D，4Dエコーを妊娠中期までに行うことを勧める施設が多いのもこのためです。
> 一方で，胎児が大きくなれば，臓器をとらえやすくなります。超音波検査初心者の場合，妊娠28週前後での検査が全体像や臓器をとらえやすいでしょう。

保健指導

- [ ] 健診スケジュール：2週に1回
- [ ] 食事：量を少なく，回数を増やす
- [ ] 姿勢：腰痛予防⇒安楽な体位（シムス位）
- [ ] 足のうっ血予防
- [ ] ベビー用品の準備

	BPD(mm) ±2SD	EFW(g) ±1.5SD
24週	52.6〜64.9	511〜809
25週	55.5〜68.0	602〜940
26週	58.3〜71.0	702〜1081
27週	60.9〜73.9	812〜1233

（日本超音波医学会：超音波胎児計測の標準化と日本人の基準値 2003 より）

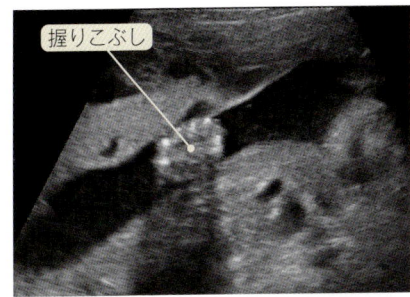

握りこぶし

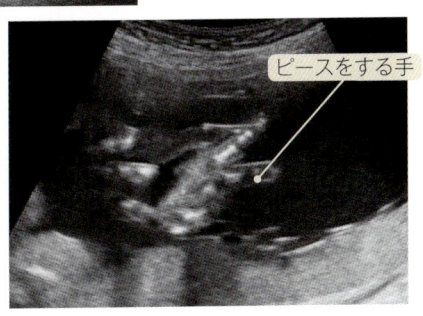

ピースをする手

妊娠後期

第8月（妊娠28〜31週）

母体の変化

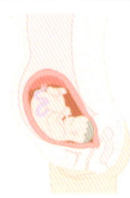

子宮底長	〜28 cm
子宮底の高さ	剣状突起と臍の中間（31週）

・腹部・下腹部の牽引感が起こりやすい
・妊娠線が出現する
・動悸や息切れが起こることも

胎児の変化

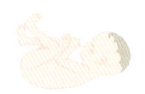

・全身紅色
・肺呼吸の準備が始まる
・視覚が発達する（光刺激に反応）
・外性器がわかりやすい

妊娠28週

女児

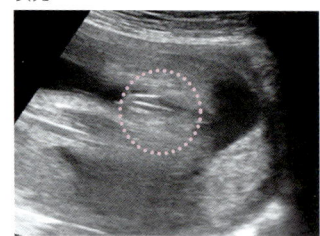

大腿の間に，陰裂と小陰唇からなるリーフサイン（コーヒー豆サイン，）が確認でき，女児であることがわかる。

男児

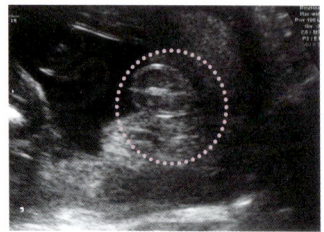

男児の排尿の様子

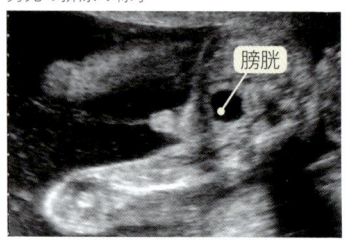

膀胱

陰茎や陰嚢（　）を認め，男児であることがわかる。個人差はあるが，第8月頃に精巣が下降し，陰嚢が明らかになってくる。

16

妊娠後期の検査

❃ 超音波検査(経腟走査法,経腹走査法)
* 『産婦人科診療ガイドライン―産科編2011』では,妊娠30週での医師による超音波検査が推奨されている。
- □ 子宮頸部の変化⇒ p.68
- □ 胎盤の位置の確認⇒ p.70
- □ EFWの算出⇒ p.58
- □ 羊水量の測定⇒ p.50

❃ 診察・検査項目
- □ 血圧・体重測定
- □ 触診:腹部(胎児の位置,大きさなど),乳房(適宜)
- □ 腹囲・子宮底長の測定(通常,妊娠30週以降は妊娠週数−5 cm程度)
- □ 聴診:胎児心音
- □ 血液検査・尿検査

	BPD(mm) ±2SD	EFW(g) ±1.5SD
28週	63.5〜76.6	930〜1396
29週	65.9〜79.3	1057〜1568
30週	68.3〜81.9	1191〜1749
31週	70.5〜84.3	1332〜1938

(日本超音波医学会:超音波胎児計測の標準化と日本人の基準値 2003 より)

保健指導

- □ 生活指導:転倒予防,適度な運動と休息
- □ 腹部のマッサージ指導(妊娠線対策)
- □ 手足のむくみ予防(静脈瘤ができやすい)
- □ 住環境の整備:ベビーベッドの設置場所,ベビー用品の収納場所の確保

第Ⅰ章 第8月(妊娠28〜31週)

妊娠後期

第9月(妊娠32〜35週)

母体の変化

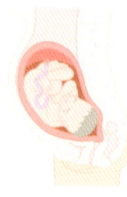

子宮底長	〜31 cm
子宮底の高さ	剣状突起下2〜3横指(35週)

- 子宮底が最も高く(腹部が大きく)なる
- 外陰の柔軟性が増大する
- 帯下が増大する
- 尿意が頻回に
- 胃部圧迫感，食欲不振が現れることも

胎児の変化

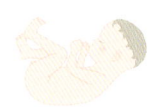

- 顔面・腹部のぜい毛が消失する
- 爪が形成される(指頭には達しない)
- 外性器が発達する

妊娠33週

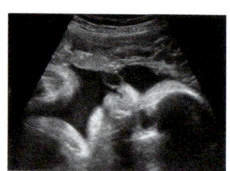
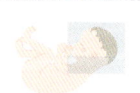
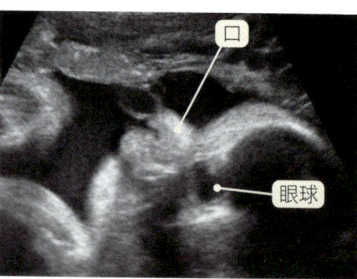

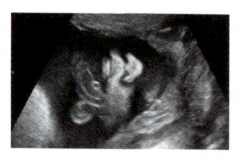
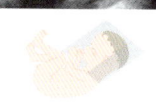
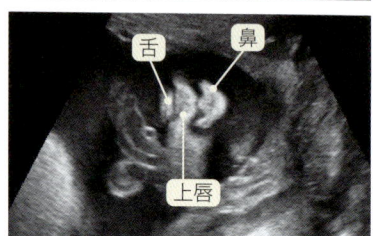

保健指導

- [ ] 食事:過食・体重増加に注意
- [ ] 分娩準備の再点検
- [ ] 入院準備(里帰りは34週までに行い,転院手続きを)
- [ ] 分娩に必要な補助動作
- [ ] 異常の早期発見(規則的な張り,出血,高位破水など)
- [ ] 産休前の各種手続き(出産手当金など)

	BPD(mm) ±2SD	EFW(g) ±1.5SD
32週	72.6〜86.6	1477〜2133
33週	74.5〜88.8	1626〜2333
34週	76.3〜90.8	1776〜2536
35週	78.0〜92.7	1926〜2740

(日本超音波医学会:超音波胎児計測の標準化と日本人の基準値 2003 より)

妊娠34週

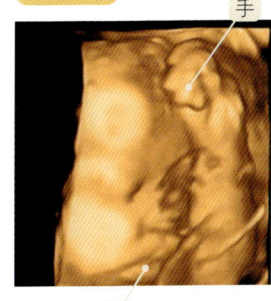

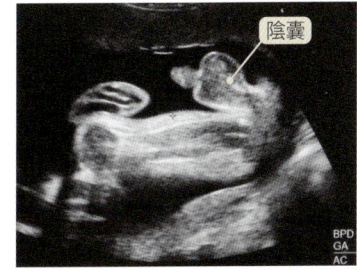

妊娠後期

第10月(妊娠36〜39週)

母体の変化

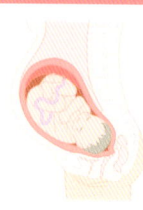

子宮底長	〜35 cm
子宮底の高さ	剣状突起と臍の中間(39週)

- 胎児が降下し，呼吸が楽に
- 食欲が増進する
- 骨盤周囲の圧迫による痛み，しびれなどが出現する
- 尿意が頻回になる

胎児の変化

- 初産婦では，児頭が固定される
- 成熟児の特徴を備える

妊娠39週

矢状断

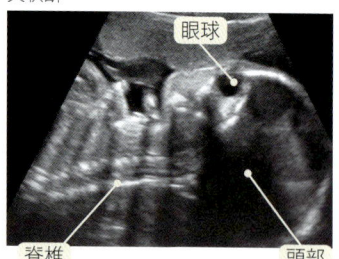

水平断

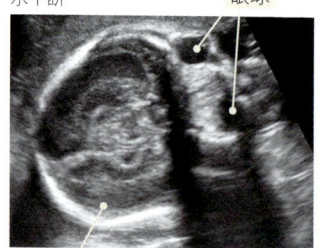

分娩間近の検査

超音波検査（経腟走査法）
- [ ] 体位確認
- [ ] 臍帯巻絡の有無，羊水の確認

その他の検査項目
- [ ] 腹囲・子宮底の測定（通常，妊娠 30 週以降は妊娠週数－5 cm 程度）
- [ ] 聴診：胎児心音
- [ ] 子宮頸部の熟化，児頭下降の確認（Bishop score）

	BPD(mm) ±2SD	EFW(g) ±1.5SD
36 週	79.4〜94.4	2072〜2942
37 週	80.7〜95.9	2213〜3139
38 週	81.9〜97.3	2345〜3330
39 週	82.8〜98.4	2466〜3511

（日本超音波医学会：超音波胎児計測の標準化と日本人の基準値 2003 より）

保健指導

- [ ] 健診スケジュール：1 週に 1 回
- [ ] 分娩開始の徴候（前駆陣痛，破水，血の混じったおりもの）
- [ ] 入院の時期，助産師や医師に知らせるべき事項
- [ ] 出産プランの最終確認
- [ ] 出産後の手続き

---

memo　胎児心拍数異常と臍帯巻絡

胎児心拍数に異常が認められたときには，原因検索を行います。分娩時に胎児心拍数に異常を認める原因の 1 つに，臍帯巻絡（p.102 参照）や臍帯の圧迫があります。

妊娠後期

第11月(妊娠40週以降)

分娩予定日後の検査

- □ 子宮頸部の熟化,児頭下降の確認(Bishop score)
- □ 腹囲・子宮底長の測定(通常,妊娠30週以降は,妊娠週数−5cm程度)
- □ 聴診:胎児心音
- □ 胎児well-beingの確認:NST,BPS(mBPS)⇒ p.90-101

	BPD(mm) ±2SD	EFW(g) ±1.5SD
40週	83.6〜99.4	2572〜3678
41週	84.1〜100.2	2660〜3828
42週	84.5〜100.7	

(日本超音波医学会:超音波胎児計測の標準化と日本人の基準値 2003 より)

保健指導

- □ 体操
- □ 異常の早期発見(胎動消失)
- □ 入院準備の確認

妊娠40週

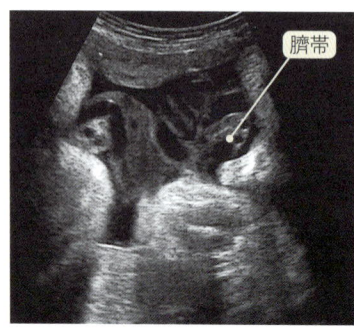

子宮腔内は,胎児と臍帯で満たされ,羊水腔が認められない

> **MEMO** 羊水量測定の意味
>
> 胎児の well-being の指標の 1 つに羊水量がありますが,羊水量が減少すると臍帯が圧迫されやすくなり,胎児心拍数に異常を認めることがあります(p.86参照)。

II. 超音波検査の基本

1 超音波検査の種類

　産婦人科で行われる超音波検査法には，経腟走査法と経腹走査法の2種類があります。

✤ 経腹走査法(TA-US；TA)

　経腹走査法(経腹法)は，プローブをお腹の上から当てて観察する方法で，助産師が行うことのできる超音波検査です。子宮全体を広く見渡すことができるので，主に妊娠20週(妊娠中期)以降に行われます。

　妊娠初期に経腹法を行う場合には，膀胱に蓄尿しておく必要があります。これは，膀胱の背後にある子宮を鮮明に描写したり，恥骨裏面から子宮を移動させるためです。

✤ 経腟走査法(TV-US；TV)

　経腟走査法(経腟法)は，プローブを腟内に挿入して行います。経腟プローブは，違和感や痛みを緩和するため，先が丸く円筒状になっています。画像をつくるビームは扇状に放射されます。子宮の近位から高い周波数を用いることができ，異所性妊娠の確認や胎児が小さい妊娠初期の診断・観察に用いられます。

　妊娠中期以降，低置胎盤や前置胎盤など胎盤の位置確認や子宮頸管長の計測，頸管無力症の診断にも用いられます。腟内での検査は医師が行います。

> **memo**　周波数と超音波検査
> 　周波数は，高ければ高いほど鮮明な画像を得られますが，遠くの臓器は描出できません。このため，胎児が小さくプローブから胎児までの距離が腹壁から遠くなる妊娠初期には経腟法が用いられ，胎児が大きくなると，周波数の低い経腹法で観察します。

	経腹法	経腟法
周波数	3.5～5 MHz	5～7.5 MHz
焦点距離	10 cm 前後	2～8 cm
膀胱充満法	必要なことが多い	画像劣化の原因となる
適応	・妊娠中期以降	・妊娠初期 ・前置胎盤や子宮頸管の異常が認められる場合

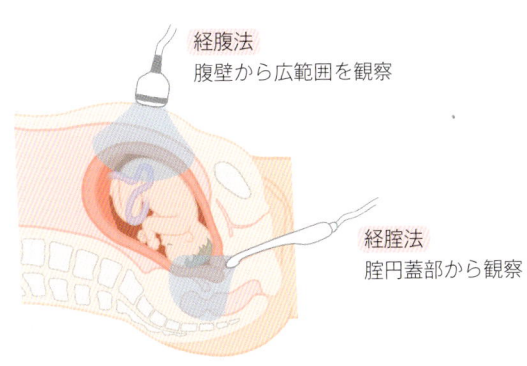

経腹法
腹壁から広範囲を観察

経腟法
腟円蓋部から観察

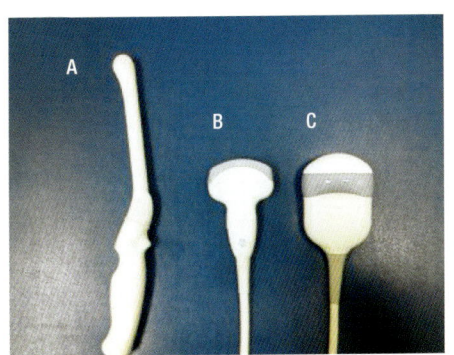

A：経腟用プローブ，B：経腹用プローブ（コンベックス型），
C：経腹用 3D，4D プローブ

2 画像の種類とモニターのみかた

画像の種類

超音波画像には，2D，3D，4Dなどがあります。

2Dエコーは，胎児を断面で捉えます。このため，超音波断層法とも呼ばれます。3Dエコーは，胎児を立体的に表現します。最近では，3Dの動画版で，胎児の表情や動いている様子などを立体的に観察できる4Dエコーを導入する産院も増えてきました。

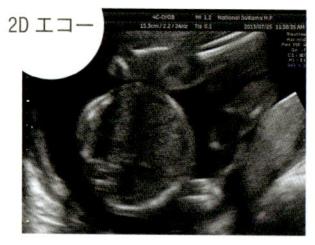
2Dエコー

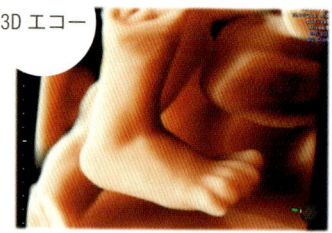
3Dエコー

表示モードと色調

画像表示方法（表示モード）にはAモード，Bモード，Mモード，ドプラモードなどがあります。

＊Bモード

エコーの強さを光の輝度（brightness）に変換して，画像を作成しています。反射強度が高くなるほど，白く表示されます。黒く

描写される場合は，低輝度像や低エコー像と表現され，白く描写される場合には，高輝度像や高エコー像と表現されます。

通常，超音波検査というとBモードを指します。

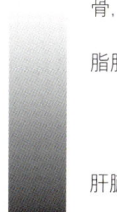

骨，ガス

脂肪

肝臓，腎臓などの臓器

水，血液

✲ Mモード

動き(motion)のある部位を時系列で観察することができます。画面の縦軸には対象物の深さ，横軸には時間が表示されます。心臓の動きを観察する場合などに用います。

✲ ドプラモード

カラードプラ法は，おもに血流を観察するために用います。プローブの方向に向かう血流を赤，その反対方向の血流を青で示します。動脈が赤，静脈が青というわけではありません。

血流の存在のみを示す，パワードプラ法もあります。また，血流のパターンを流速に変換してグラフ化する，パルスドプラ法もあります。

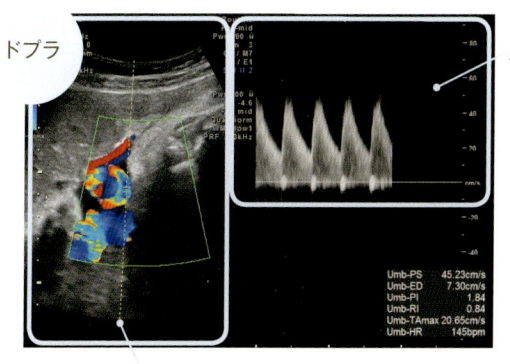

ドプラ

パルスドプラ

カラードプラ

経腟法の場合

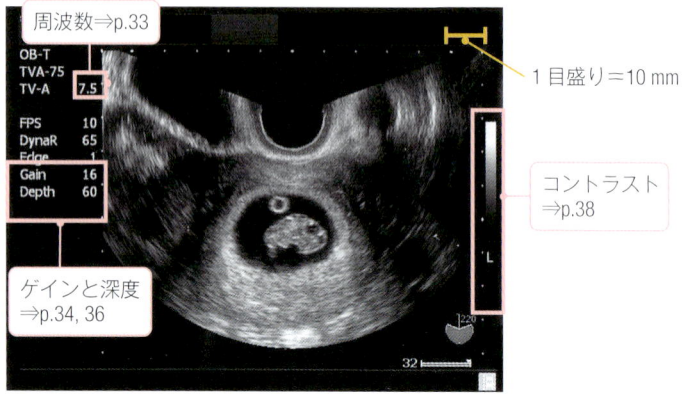

- 周波数⇒p.33
- 1目盛り＝10 mm
- コントラスト ⇒p.38
- ゲインと深度 ⇒p.34, 36

経腹法の場合

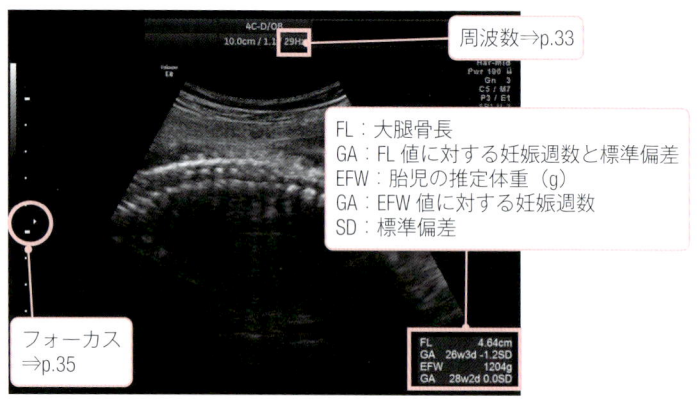

- 周波数⇒p.33
- FL：大腿骨長
- GA：FL値に対する妊娠週数と標準偏差
- EFW：胎児の推定体重（g）
- GA：EFW値に対する妊娠週数
- SD：標準偏差
- フォーカス ⇒p.35

このほか，
・分娩予定日をEDD
・腹部周囲長の代わりにAxT，FTA で評価・記載している場合もある。

モニターのみかた

経腹法，経腟法共に，モニターには胎児の様子のほか，さまざまな情報が映し出されます。ここで覚えておきたいのは，大きく2つあります。1つは，画像の精度にかかわる情報，もう1つが胎児の発育状態にかかわる情報です。

✤ 画像精度にかかわる表示

画面の右または左に，グラデーションのかかった縦長のバーがあります。これは，画像のコントラストを表示しています。バーの初めと終わりが十分に差があるかどうかが，画像の明暗を知る手立てとなります。次に，"Gain"，"Depth" が表示されているはずです。この2つは，後述する操作スイッチやつまみの調節を行うときに役立ちますので，覚えておきましょう。

✤ 胎児の発育状態にかかわる情報

妊娠中期からは，経腹法によって計測した児頭大横径(BPD)，腹部周囲長(AC)，大腿骨長(FL)から，推定児体重(EFW)が自動的に算出されます。

また，測定した AC や FL の値が妊娠何週相当に該当するか，基準値からどれだけ離れているか(標準偏差，SD)も表示されます(実際の妊娠週数と異なります)。

3 撮像断面

　超音波検査を行うとき，見たい部位をどの断面から撮像するのかが重要です。同様に，画像を見るときにも，どの断面から撮像されたのかを考えながら見ると，胎児の様子がイメージしやすくなります。

経腟走査法の場合

経腟走査法では，以下の2つの断面が撮像されます。
❶体を頭側から尾側へ縦切りにした断面 ⇒ 矢状断
❷体を背中に平行に切った断面 ⇒ 前額断(前面平行面)
　腟内でプローブを90度回転させて，断面をつくります。

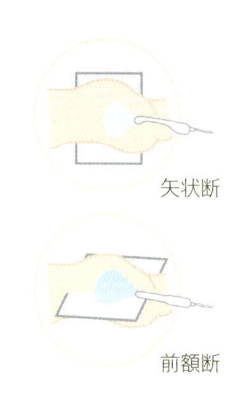

矢状断

前額断

経腹走査法の場合

経腹走査法での撮像断面は，大きく以下の2つに分けられます。
❶母体と水平(輪切り)に撮像した場合 ⇒ 水平断
❷母体の頭部から鼻部へ縦切りにした断面 ⇒ 矢状断

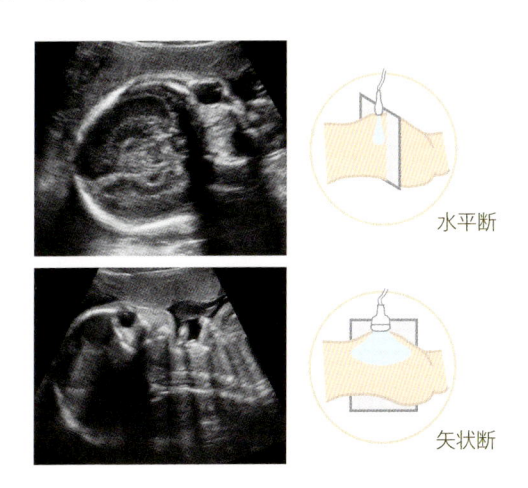

水平断

矢状断

　いずれの場合も，モニターの左側に妊婦の頭側もしくは腹部右側が表示されることが原則です。プローブのスイッチの位置で左右を決めるのではなく，指でプローブを触ったり，身体から浮かせた場合のモニター画面の画像を見て，左右を確認します。
　経腹走査法では，前額断は表すことができません。

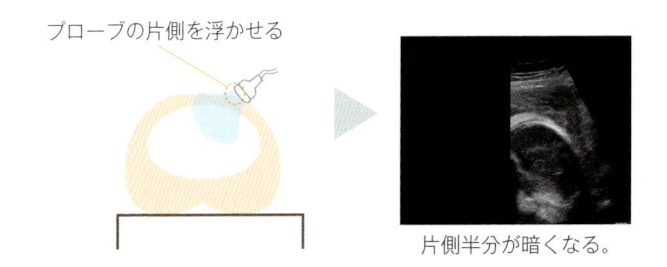

プローブの片側を浮かせる

片側半分が暗くなる。

4 画像に関連した設定

操作スイッチ・つまみの設定

　スイッチやつまみの形状・位置は，メーカーや装置によって異なります。たくさんのつまみやボタンがありますが，特によく用いるのが，①ゲイン(Gain)，②深度(Depth)，③フォーカス(Focus)，④ズーム(Zoom)，⑤フリーズ(Freeze)，⑥トラックボール，の6つです。多くは，購入時に初期設定が行われているので，モニターを見ながら，必要に応じてこれらを調整していきます。気に入った設定を登録しておくことも可能です。

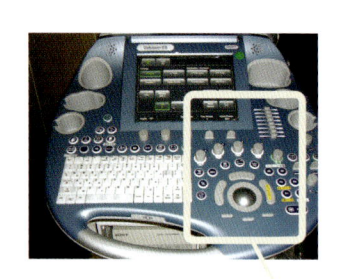

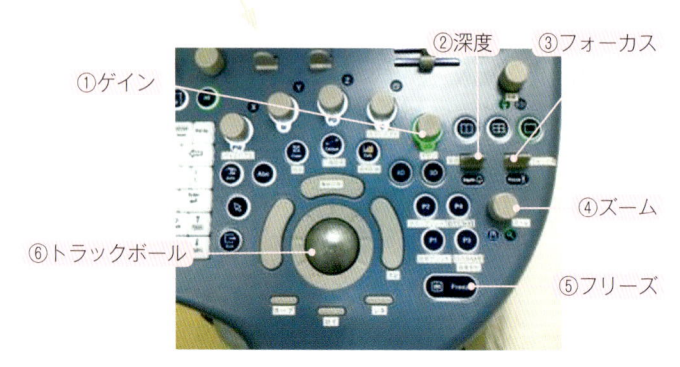

✻ 周波数

周波数を上げるほど，画質が鮮明になります。一方，周波数を上げると，腹壁近くのものはより鮮明に映るが，遠くのものは超音波が届きにくく不鮮明になります。

肥満妊婦や羊水過多の妊婦では，2 MHz まで周波数を下げて観察することがあります。実際の検査時には，最初に最も観察しやすい周波数を選びます。

上げる
△ 近くを鮮明に見たい

周波数

▽ 遠くまで映したい
下げる

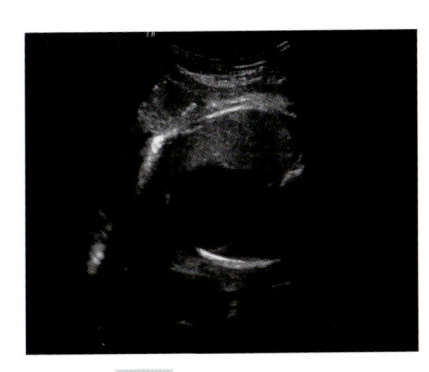

▼ 周波数を上げる

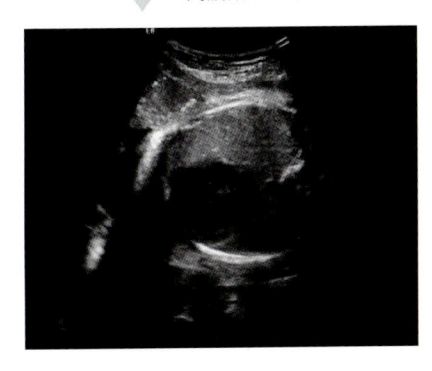

✴ ゲイン(Gain)

　電圧の増幅度(ゲイン)幅を調整して，画像全体の濃淡を調節します。描画断面の組織間の微妙な濃淡をはっきりとさせることもできます。

＊ゲインを上げすぎると，アーチファクト(p.40)が生じます。ゲインを下げたほうが見やすい画像になるときもあります。

上げる　高輝度の白を濃くする

ゲイン
(Gain)

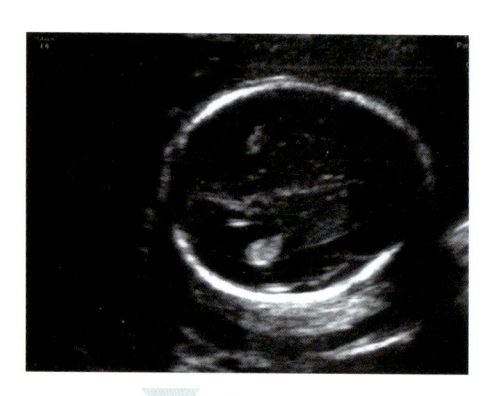

下げる　高輝度の白を薄くする

ゲインを上げる

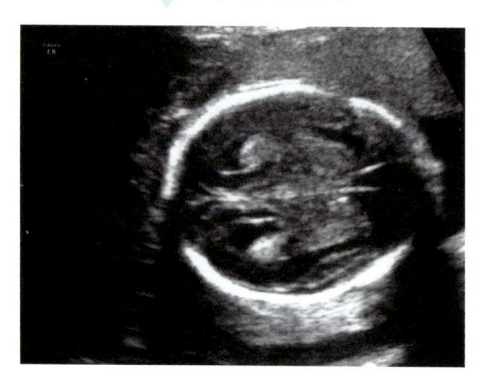

✳︎ フォーカス(Focus)

カメラでいうピント調節と同じ役割を果たします。画面の左側に▶印(◯部)がありますが，これが画像中の最も鮮明に見える位置を示しています。フォーカスのレバーを動かすと，▶印が上下に動きます。

2か所以上フォーカスを合わせることができるものもあり，この場合には，▶が2つ以上表示されます。

位置を上げる　プローブ近くの組織にピントを合わせる

フォーカス(Focus)

位置を下げる　プローブから遠くの組織にピントを合わせる

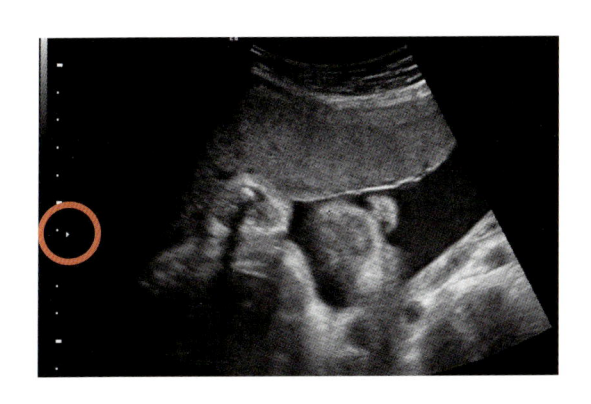

現象:
ぼやけて見える。
▶ 原因: ゲインが強すぎる。 ▶ 対応: ゲインを下げる。

▶ 原因: フォーカスがずれている。 ▶ 対応: フォーカスを調節する。

❋ 深度（Depth）

見たい組織（胎児）との距離を調節し、大きさを変更します。装置によってレバー式とダイヤル式があります。レバー式の場合は、レバーを上げると胎児が大きく映し出され、レバーを下げると、胎児が小さく表示されます。ダイヤル式の場合は、右に回すと胎児が大きく映し出され、左に回すと小さく映し出されます。

上げる
（右に回す）
　　胎児を大きく映す

深度
（Depth）

　　胎児を小さく映す
下げる
（左に回す）

深度を変更する前と後では、左右どちらかに表示されている目盛りの幅が変わります。

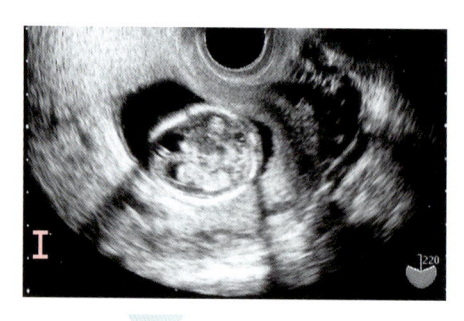

深度を上げる

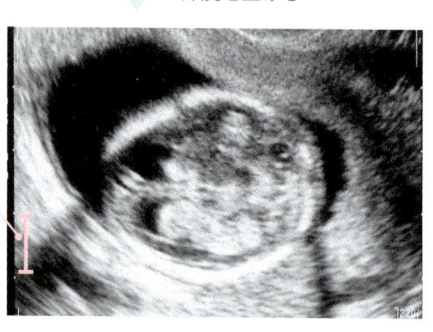

目盛りの幅が
大きくなる

✽ ズーム(Zoom)

組織の一部分を大きく映し出したいときに用います。ズームスイッチを押すと，画面上に枠が出てきます。描出したい箇所にその枠を設定し切り替えると，枠の中が拡大表示されます。

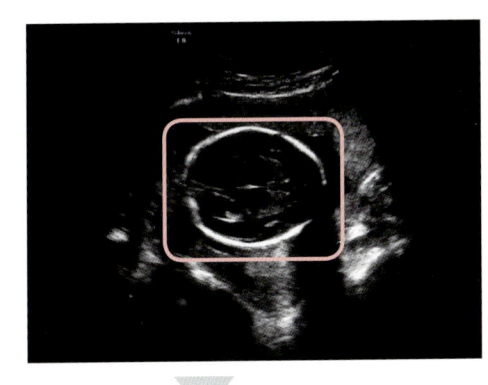

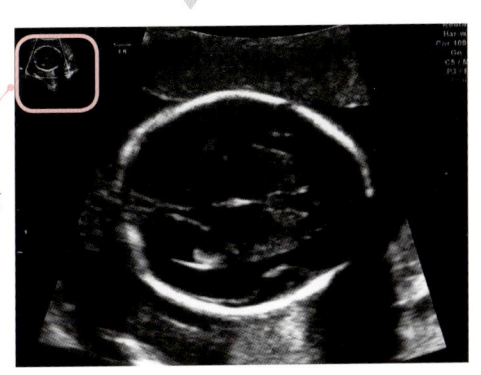

ズームする

ズームする前の画面が映し出される

✤ フリーズ(Freeze)

超音波画像を停止するときに用います。主に，部位の計測や画像を記録する際に用います。

✤ トラックボール

フリーズした画像を少し前に戻すときに用います。装置によって戻る設定時間が異なります。

✤ STC(Sensitivily Time Control)

超音波の感度を調整し，超音波が届かないために輝度が低くなっている場合に，腹壁近くの組織と同じ輝度に示すことができます。しかし，初期に医療機器メーカーによって最適な感度に調整されていることが多く，慣れないうちは触れないほうがようでしょう。

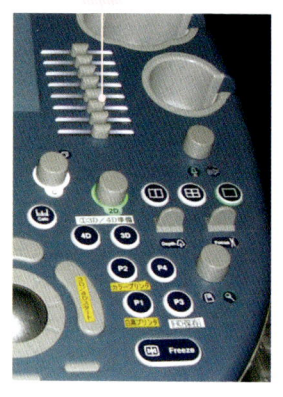

表示モニターの設定

✤ ブライトネス・コントラスト

ときには表示モニター全体の明るさ(brightness)と白黒の差(contrast)を調整する必要もあるかもしれません。その場合には，モニターを見ながら，調整します。

また，表示モニターでは明瞭に描出されているものが，プリントすると全体が明るすぎたり白黒がはっきりしなかったりすることもあります。この場合には，プリンターのブライトネス・コントラストを調整しましょう。

Column　検査時の工夫

　よい画像を得ようとするとき，機器の設定ばかりに気持ちが向いてしまいがちです。しかし，ちょっとした工夫で，改善することもあります。

　例えば，プローブを持っているときに脇をしめてみましょう。カメラの撮像と同じで，脇が開いていると，プローブの位置を固定するのが難しく，疲れます。

　また台の高さや妊婦さんと自分（検者）との距離を変えてみるのもよいでしょう。最初は妊婦さんに位置の移動を依頼するのは気が引けるかもしれません。

　このほか，最も簡単な工夫として，検査室の照明を消してみるとよいでしょう。驚くほど画像がきれいに見えます。

　機器の設定を変える前に，ほかにできることはないか，と考えてみることも大切です。

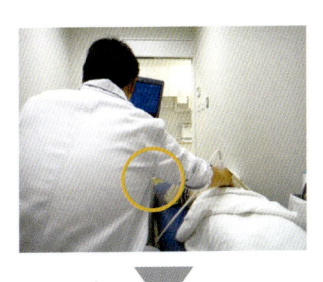

脇があいている

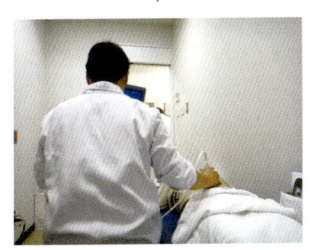

妊婦に近づいてもらうと脇をしめて検査できる

5 アーチファクト

　アーチファクトは，画像のゆがみ，虚像などのことで，実際には存在しないものが描出されていることを指します。

　体内には脂肪や骨，血液や体内のガスといったさまざまな障害物があり，目標物にまっすぐ超音波が当たらないことがあります。こういった場合に，アーチファクトが生じるのです。このほかにも，さまざまな原因によってアーチファクトが生じます。

　アーチファクトがあると，観察したいものが見えづらくなったり，誤診につながる可能性もあるので注意しましょう。

多重エコー
体表に近い部分に実際に存在しない物体（＝虚像）が描出される。
▶
原因：
体内の強く音波を反射する物体（反射体）とプローブの間で，反射が繰り返された。
▶
対応：
・プローブを傾け，角度をつける。
・プローブの圧迫を弱める。

音響陰影
黒い影が見える。
▶
原因：
骨やガスなどで，超音波が遮断された。
▶
対応：
プローブの位置をずらす。

サイドローブ
白線の虚像が描出される。
▶
原因：
プローブから真下に発射される音波（メインローブ）以外に，プローブから放射状に発射される弱い音波との干渉による。
▶
対応：
プローブの接地角度を90度回転させる。

＊グレーティングローブ：メインローブ以外の音波により発生するサイドローブに似たアーチファクト（今日の超音波機器は，これを作りにくいようになっている）

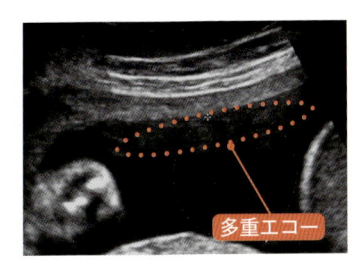

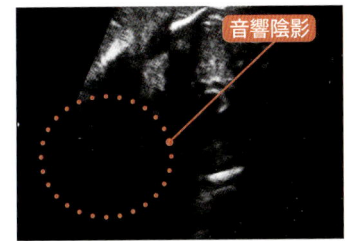

画像ラベル：
- 多重エコー
- 音響陰影
- サイドローブ 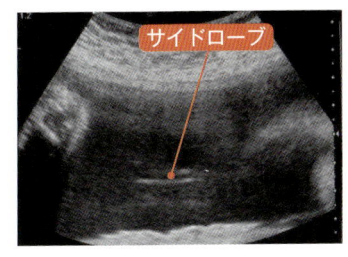
- グレーティングローブ 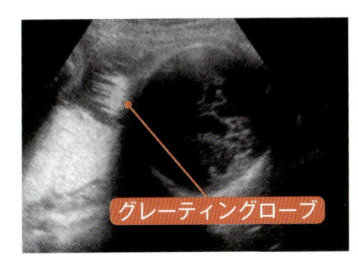
- ミラーイメージ 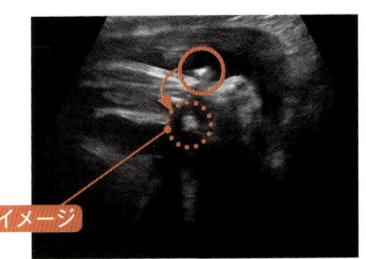

	原因	対応
ミラーイメージ 反射体と対照的な位置に虚像ができる。	反射体に当たった音波が反射し、再度反射体に当たり、プローブにとらえられた。	プローブの位置をずらす。
屈折 実際とは違う位置に物体が表示される（プローブの下にあるかのように描出される）。	超音波が、音速の異なる組織の境界面を斜めに通過し、屈折した（レンズに当たった光と同じ原理）。	プローブの位置を変えて多方向から確認する。

Column　プローブが動いてしまったら

　エコーゼリーが塗られたプローブは滑りやすく，初めのうちは扱いにくいかもしれません。しかし，撮像中にプローブが動いてしまうと，きちんとした画像が得られません。プローブが動いてしまうようであれば，母指と示指でプローブを持ち，残りの指を妊婦の腹壁に押し付けて固定するとよいでしょう。超音波検査に慣れた人の検査の様子を見ていると，思いのほか，強く押し付けているのがわかります。

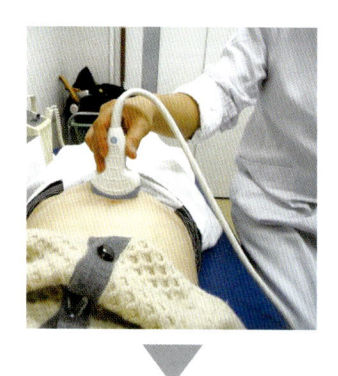

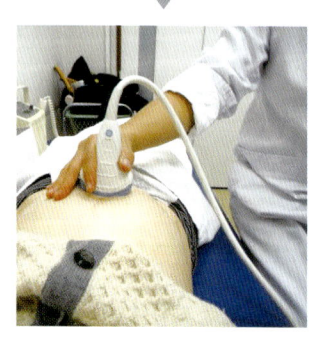

妊婦の体に触れプローブを固定する

III. 計測と観察

検査時期・回数

観察時期と回数

　最初に超音波検査が行われるのは，異所性妊娠の否定と分娩予定日を決定する妊娠5～11週頃です。その後は，胎児発育の確認と胎児形態異常を診断する目的で，数回行われます。日本産科婦人科学会では，特に妊娠20週前後と，30週頃に超音波検査を実施することを推奨しています。

　それぞれの妊娠週数で，超音波検査で見るべきポイントや見やすさが異なってきます。

検査時間

　筆者の施設では，妊娠20週と30週頃に胎児スクリーニングを行っています。その時間はおよそ15分程度です。

　限られた時間の中で検査を行うには，①見る順番をパターン化したり，②チェックリスト（p.67参照）を作成することなどが有用です。こういった工夫を踏まえ，正常例を多くみていくことで，「いつもと違う」状態に気づきやすくなり，異常の早期発見につながるのです。

例えば...

頭部⇒胸部⇒腹部の順に観察する。

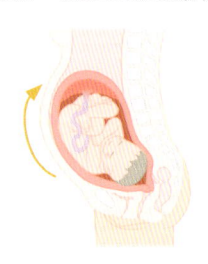

超音波検査		妊婦検診
・子宮内の胎嚢の確認 ・胎嚢の数・胎児数・胎児心拍の確認 ・分娩予定日決定 ・子宮奇形，子宮筋腫，卵巣腫瘍の有無	4～7週	4週に1回
	8～11週	
見るべきもの 胎児発育，胎児形態異常（特に致死的異常），胎盤，子宮頸管 **見やすいもの** 頭蓋内，四肢（形態・運動），心臓（スクリーニングレベル），臍帯の胎盤刺入部位	12～15週	
	16～19週	
	20～23週	
	24～27週	2週に1回
見るべきもの 胎児発育，胎児形態異常（前置胎盤の確定診断），子宮頸癌 **見やすいもの** 消化器，心臓（詳細な観察）	28～31週	
	32～35週	
見るべきもの 胎児発育，羊水量，胎児の well-being	36～39週	2週に1回
	40週～	

第Ⅲ章 検査時期・回数

注意

慣れないうちは検査に集中して，妊婦とのコミュニケーションがなくなってしまいがちです。妊婦やその家族は，超音波検査を通じて胎児の成長を目で確かめることができ，「親」としての実感が持てたり，妊娠に伴うさまざまな不安を解消することもできます。コミュニケーションツールとして，またケアのツールとしても超音波検査を活用しましょう。

助産師が行う超音波検査は異常の検出が目的ではないことも，あらかじめ妊婦に説明することも必要です。

計測・観察項目

　医師の行う超音波検査は，胎児の発育状態や形態異常の検出を目的として行われます。この場合，助産師には診療の補助者として，医師が何を見ているのか，それはどんな目的で行われているのか，といった知識が望まれます。

　助産師が超音波検査を行う場合には，診断を目的とするものではありませんが，何を見ればよいのか，どこを計測すべきか，それらをどう評価すべきなのかといった知識をもっていると役立ちます。また，検査を行いながら「いつもと違う」画像に気づき，疾患発見につながることもあります。

注意

　異常を指摘された妊婦は，パニックで説明内容を理解できなかったり，憶えていないことも多々あります。また，異常を指摘されてから精査までの間には，妊婦の不安は増強していきます。このため，精査時には夫婦(困難な場合は，親や兄弟でもよい)で来院するように指導し，決して妊婦1人で来院させないようにします。また，精査時には可能な限り助産師も同席し，妊婦や家族の不安の軽減に努めましょう。

知っておくと役立つ超音波検査の知識

✤ 診療補助技術として
- □ 胎位と胎向
- □ 羊水量の計測

✤ 胎児の発育評価
- □ 児頭大横径(BPD)の計測
- □ 腹部周囲長(AC)の計測
- □ 大腿骨長(FL)の計測
- □ 推定児体重(EFW)による発育状態の評価
- □ 頭囲腹部周囲長比での発育評価

✤ 胎児の状態の評価
- □ バイオフィジカルプロファイルスコア(BPS)

✤ 異常所見に対する知識
- □ 正常像の知識

1 胎位の確認

　胎児の胎位と胎向は，分娩経過に大きな影響を及します。そこで，まず胎位を確認しましょう。

　胎位・胎向は，眼球を頼りに確認することができます。眼球が両側とも腹側にある場合は，前方前頭位，または後方後頭位です。

水平断

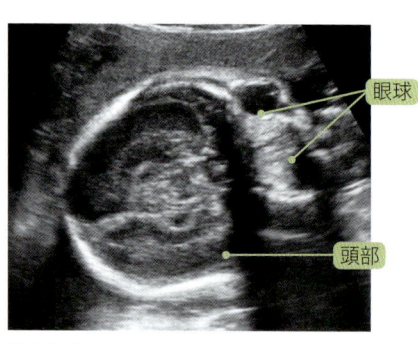

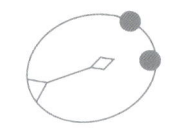

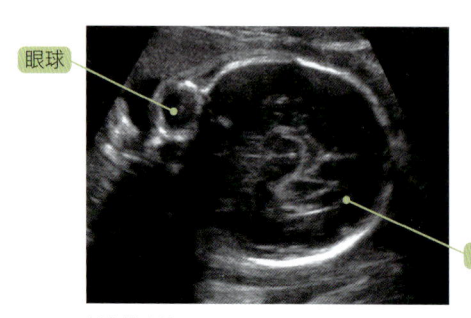

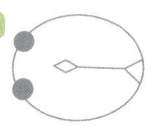

母体腹側に向いた斜径であることがわかる。

低在横定位

矢状断 / 眼球 / 脊椎 / 頭部

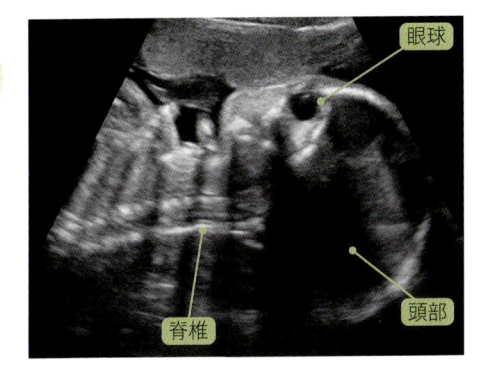

Column　胎児頭殿長（CRL）の計測

　CRLの計測は，妊娠初期に分娩予定日の確認を行う目的で行われます（分娩予定日修正時の必須項目）。これは，医師が経腟法で行います。CRLは頭部から臀部までの最長距離であり，足部は含みません。

　妊娠7週から計測可能で，なかでも妊娠8〜10週に正確な値が得られます。

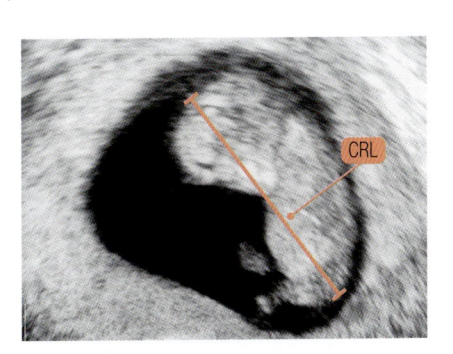

2 羊水量の計測

　羊水は胎児運動領域を確保したり，臍帯に外力が及ばないように保護するなど，胎児環境を維持する役割があります。このため，羊水量は，胎児の様子を客観的に知るための重要な要素の1つです。これは，医師によって行われます。

羊水インデックス

STEP 1 臍部を中心に妊婦の子宮を4分割し，1区画ごとに腹部から床の垂直方向に超音波プローブを当て，最大深度を計測します。

STEP 2 計測した4区画の合計を計算します。⇒ AFI値

正常範囲
5〜24 cm

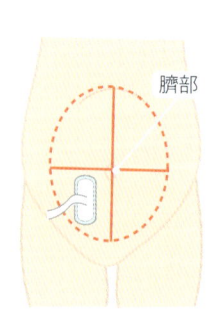

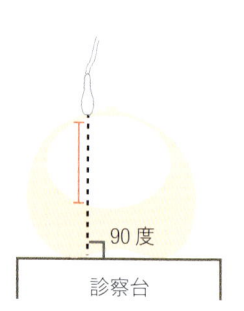

羊水最大深度

STEP 1 子宮壁と垂直になるように超音波プローブを当て,羊水腔を映し出します。

STEP 2 画面上で最も子宮内壁と胎児部分(あるいは対側子宮内壁)との間に距離があるところを探し,その直線距離を測ります。

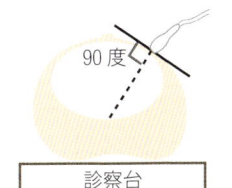

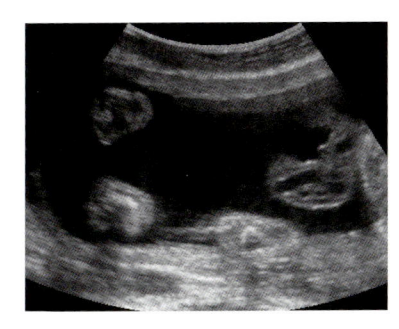

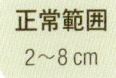

90度

診察台

正常範囲
2〜8 cm

最も子宮内壁と胎児までの直線距離のあるところを探して,その距離を測定する。

＊臍帯は含めない。

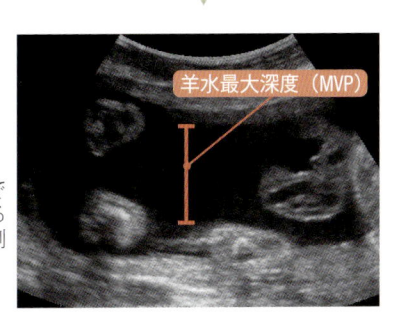

羊水最大深度(MVP)

AFI＜5 cm
MVP＜2 cm
▶ 羊水過少

AFI≧24 cm
MVP≧8 cm
▶ 羊水過多

3 児頭大横径(BPD)の計測

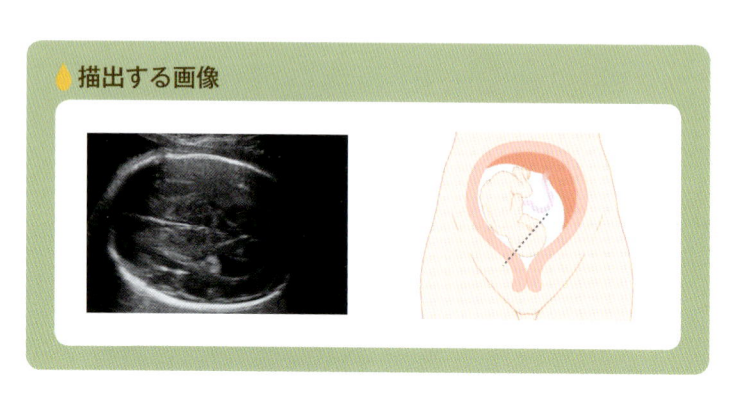

描出する画像

STEP 1 胎位・胎向を確認し，児の脊椎の長軸を描出します。

STEP 2 脊椎と垂直となるように，プローブを前後に動かし，頭蓋骨を示す(楕)円を描出します。

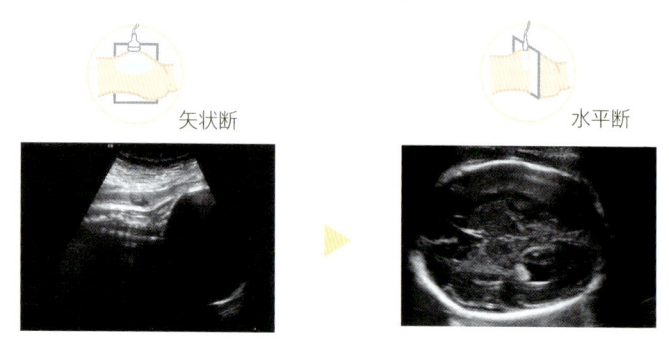

矢状断 　　　　　　　　　水平断

STEP 3 頭蓋骨内中央の端から端まで直線(midline echo)が描出される部位を探します。
＊眼球が入らないようにします。

透明中隔腔

midline echo

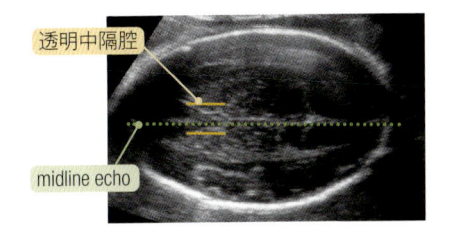

STEP 4 midline echo が楕円を2分割するところを探します。

STEP 5 midline echo と平行するように上下に2本の線（透明中隔腔）が描出されていることを確認します。

＊左右差があったり，midline echo が中央にない場合には，頭部が斜めにカットされて描出されています。何度やっても中央にない場合は、左右が非対称である疾患の可能性もあります。

STEP 6 フリーズ機能を用いて，画像を止めます。

STEP 7 コントロールボタンまたはタッチパネルで，BPD を選択します。

STEP 8 midline echo に直交し，頭蓋骨の外側から内側までの距離を測定します。

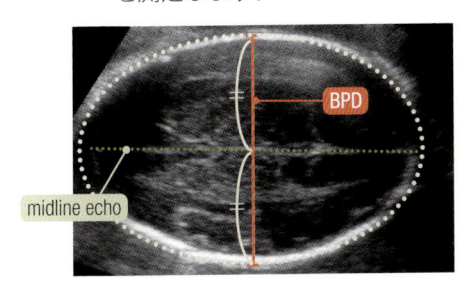

BPD

midline echo

＊頭蓋骨外側から midline echo，midline echo から頭蓋骨内側距離を計測し，おおむね等しければ，BPD 計測断面は妥当だと言えます。

memo 児頭が高い位置にあれば，頭蓋内が観察可能ですが，分娩の進行とともに児頭は骨盤内に陥入します。恥骨裏面まで児頭が下降すると，超音波は恥骨に影響され，観察が困難になります。分娩間近で頭蓋内が確認できる場合には，児頭骨盤不均衡（CPD）の可能性があります。

4 腹部周囲長(AC)の計測

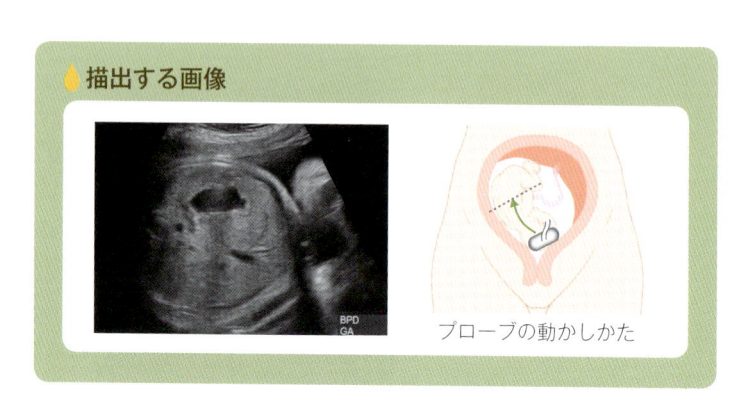

描出する画像

プローブの動かしかた

STEP 1 胎児の矢状断面で,脊椎を描写します。

※頭部を描出後に,腹部に向かってプローブを水平に動かす場合には,STEP 5 へ

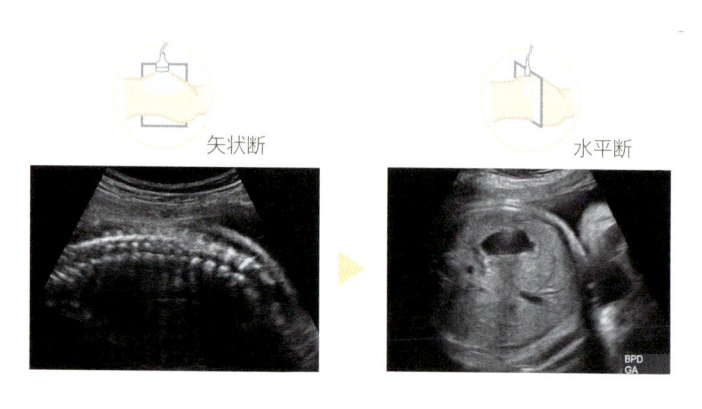

矢状断　　　　　水平断

STEP 2 心臓より尾側で脊椎と垂直となるように,プローブを90度回転させます。白丸の腹壁の中に,大きな楕円と

いくつかの黒丸(腹部大動脈，胃胞，臍静脈)が目印です。

*4枚の花びらのような形が見えることがあります。それは，心四腔断面(心房と心室)ですから，児の尾側に向かってプローブを少し動かします。

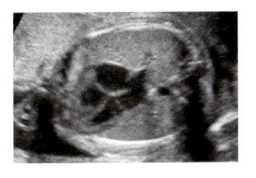

STEP 3 胃胞，臍静脈，腹部大動脈に加え，脊椎が描出されていることを確認します。

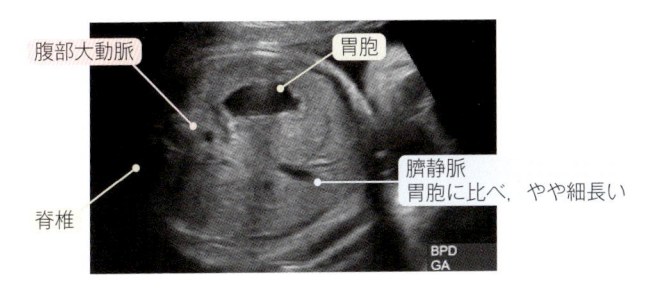

腹部大動脈　胃胞　臍静脈 胃胞に比べ，やや細長い　脊椎

STEP 4 脊椎と臍静脈を通る直線を思い浮かべ，臍静脈の中心が，腹壁の両端の前方1/3～1/4に位置するところで画像を止めます。

STEP 5 コントロールボタンまたはタッチパネルで，直径を選択します。

STEP 6 トラックボールで円弧を調節して，腹部の外周を計測します。

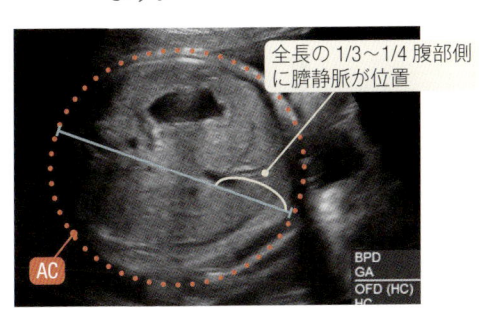

全長の1/3～1/4腹部側に臍静脈が位置

*腹部は妊娠週数の経過とともに真円をとりにくくなります。慣れないうちは測定値にもっとも誤差が出やすい部位ですが，回数を重ねるうちに，コツがつかめるでしょう。

5 大腿骨長(FL)の計測

描出する画像

プローブの動かしかた

STEP 1 腹部断面から,胎児の尾側にむかってプローブを平行移動させます。

STEP 2 胎児の尾部に到達したら,プローブを90度回転させます。

水平断

STEP 3 太くまっすぐな白い線が1本描出されます。それが大腿骨です。

＊2本見える場合は,下腿の腓骨と脛骨が描出されています。

矢状断

STEP 4 大腿骨の長軸が最も長く,両端の骨端部まで描出される場所を探します。

＊胎動が多く大腿骨を描写しにくい場合には,大腿骨端部が一部描写されたら,プローブを回したり,傾けたりすると,大腿骨の両端が描出しやすくなります。

STEP 5 大腿骨が水平になるよう，プローブを動かします。

＊垂直に描出すると，短く計測されてしまいます。

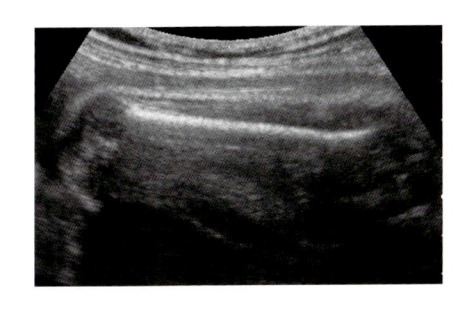

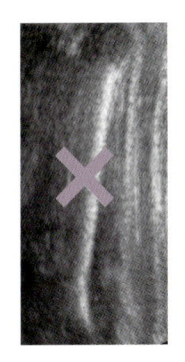

STEP 6 大腿骨近位端の中央から大腿骨遠位端の中央までを計測します。

＊先端部分は軟骨部なので，計測には含みません。

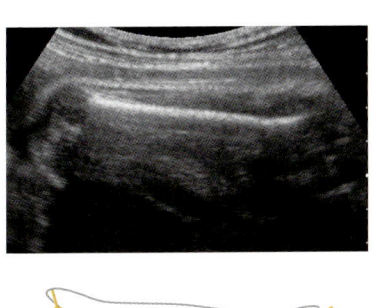

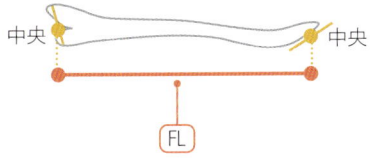

6 胎児発育の評価

推定児体重での評価

　胎児の発育は，児頭大横径(BPD)，腹部周囲長(AC)，大腿骨長(FL)から算出した推定児体重(EFW)によって評価できます(JSUMの式)。EFWが胎児体重基準値−1.5SD以下の場合には，胎児発育不全(FGR)とよばれます。FGRは，その10％で形態異常を伴うことが知られています。また，FGRは周産期予後が不良なだけでなく，将来メタボリックシンドロームを発症する可能性もあり，出生前からの評価が非常に重要です。

　発育評価では，分娩予定日が正しいことが前提となります。分娩予定日は，受精日からの算出が最も信頼性が高いです。最終月経から算出された妊娠週数と頭殿長(CRL)から算出した妊娠週数に1週間以上ずれがある場合は，CRLが優先(分娩予定日の修正)されることも覚えておきましょう。

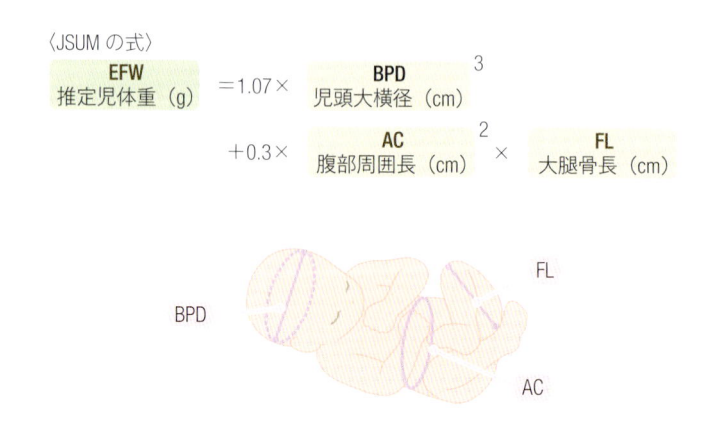

〈JSUMの式〉

$$\text{EFW 推定児体重 (g)} = 1.07 \times \text{BPD 児頭大横径 (cm)}^3 + 0.3 \times \text{AC 腹部周囲長 (cm)}^2 \times \text{FL 大腿骨長 (cm)}$$

頭囲腹囲比での評価

胎児頭囲(head circumference：HC)と AC の比から発育状態を評価する方法もあります。

$$\frac{HC}{頭囲(cm)} \div \frac{AC}{腹部周囲長(cm)}$$

< 1 ▶ **均衡型(タイプⅠ FGR)**
原因：染色体異常，遺伝子疾患，胎内感染，薬剤性など

≧ 1 ▶ **不均衡型(タイプⅡ FGR)**
原因：妊娠高血圧症候群，多胎，胎盤・臍帯の異常，母体の合併症など

胎児の頭は変形しやすく，骨盤位に代表される長頭蓋では，BPD が短く計測されるために EFW が軽く推定(lateral molding)されることもあります。このため，HC/AC と EFW の双方を用いて，発育状態を評価する施設もあります。

EFW の絶対値も大切ですが，経時的にみて，HC や AC が大きくなっているかが大切です。超音波検査で測定した数値は実測値(基準値)と ±10％程度の誤差が生じます。これを考慮して数値を見るとよいでしょう。2 週間以上値が変化しない場合には，発育停止が疑われます。

---

memo　さまざまな推定児体重の算出方法

超音波検査機器によって，測定腹部断面は同じでも，AC の代わりに，FTA(腹部断面積，阪大式)や APTD，TTD から推定児体重が算出される(東大式)場合があります。このときは，JSUM の式とは異なる方法で評価する必要があります。自分の使用する機器が，どのような算出法を用いているのかをあらかじめ知っておくことも大切です。

7 子宮頸管長の計測

　子宮頸管長(頸管長)の短縮は，早産を示唆する所見であるとされています。妊娠24週時の頸管長が40 mm以上の群との比較で，26 mm以下では6倍，22 mm以下では9倍早産の危険が高いとの報告もあります。

　頸管長の測定時期は定められていませんが，解剖学的内子宮口が開大する20週前後と子宮容積が急激に増大する30週前後を勧める報告もあります。

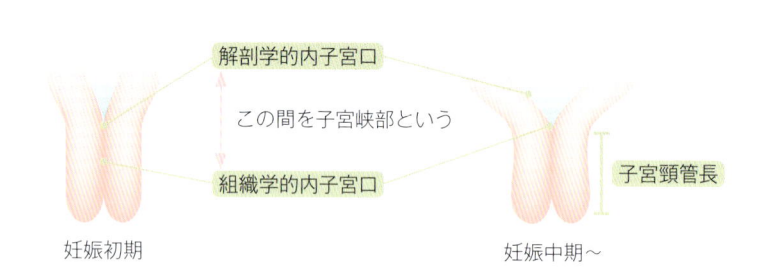

解剖学的内子宮口
この間を子宮峡部という
組織学的内子宮口
子宮頸管長

妊娠初期　　　　　　　　　妊娠中期〜

【妊娠初期】

- 羊水
- 外子宮口
- 子宮峡部
- 子宮頸管長
- 組織学的内子宮口
- 解剖学的内子宮口

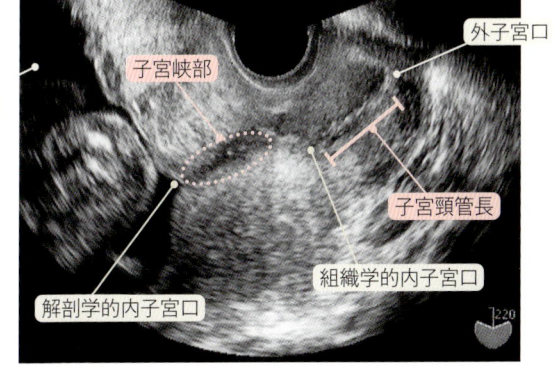

【妊娠中期】

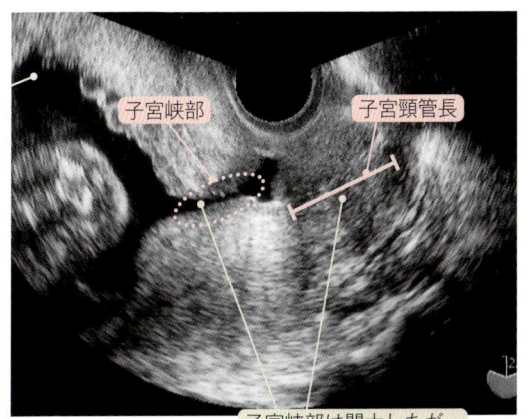

- 羊水
- 子宮峡部
- 子宮頸管長
- 子宮峡部は開大したが，子宮頸管は保たれている

正常範囲
妊娠中期：35〜45 mm

第Ⅲ章　7　子宮頸管長の計測

8 血流測定

　胎児の well-being の評価の1つに，カラードプラ法による血流評価があります。ここでは，よく用いられる臍帯動脈(UmA)と中大脳動脈(MCA)について解説します。

臍帯動脈(UmA)

　UmA からは，胎児と胎盤の循環動態を知ることができます。正常胎児では，臍帯動脈拡張期血流は妊娠経過とともに増加します。しかし，胎児が低酸素状態であったり，アシドーシスなどが進行した場合には，拡張期血流の途絶(absent end-diastic velocity：AEDV)や逆流(reverse end-diastic velocity：REDV)が生じ，予後不良であることが報告されています。

　その血流評価で用いられる指標には，RI 値(resistance index)と，PI 値(pulsatility index)があります。いずれも収縮期最高血流速度と拡張期最高血流速度を用いて算出され，おおむね血管抵

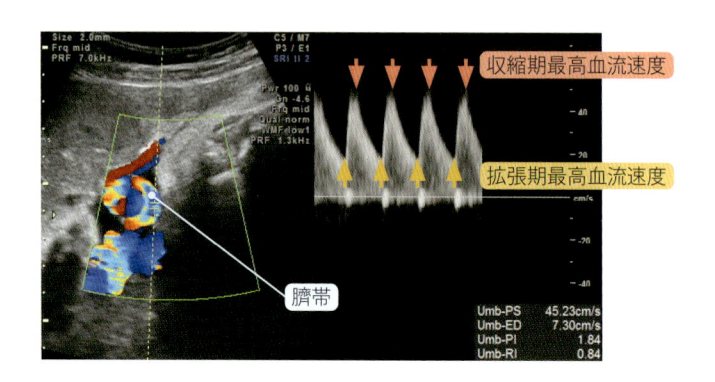

抗を示していると考えるとよいでしょう。PI値，RI値のどちらで評価するかは，医師によって異なります。

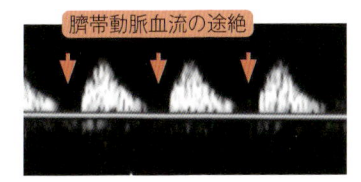

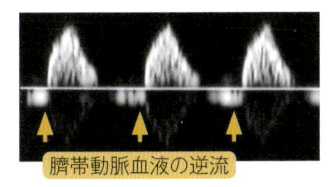

臍帯動脈血流の途絶

臍帯動脈血液の逆流

中大脳動脈（MCA）

MCAは，主に側頭葉域を栄養する血管です。MCAの血流計測は，胎児の貧血の有無や低酸素状態かどうかの評価に有用です。

胎児の貧血の有無は，MCAの最高血流速度（peak systolic velocity：PSV）によって評価されます。PSVがおよそ妊娠週数の2倍（30週の場合は，およそ60 cm/s以内）を超える場合には，胎児の貧血が疑われます。

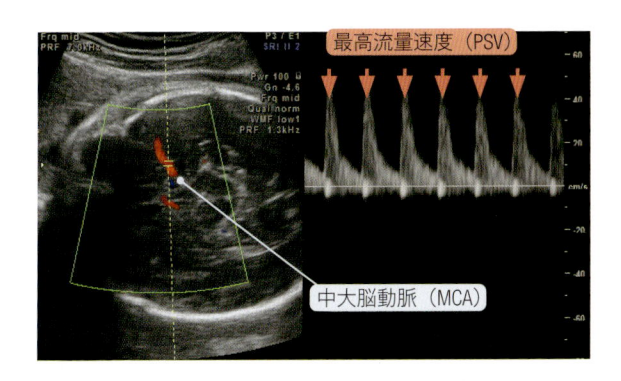

最高流量速度（PSV）

中大脳動脈（MCA）

UmA PI＞MCA PI ▶ 血流の再分配（胎児機能不全の指標）

IV. 異常所見

異常所見と胎児管理

異常所見への理解

　助産師が超音波検査を行う目的は，胎児異常の検出ではなく，胎位の確認や羊水量評価などの診療補助と保健指導への活用にあります。このことを，検査を受ける妊婦にも伝え，誤解がないように配慮することが大切です。

　しかしながら，胎児発育不全(FGR)の10％には形態異常を伴い，助産師が超音波検査を行っている際に，偶然に異常所見がみつかることもあります。また，検査補助者として，医師が超音波検査を用いて何を見ているかを理解することも大切です。この章では，医師が行っている超音波スクリーニング検査を知る，という視点で解説していきます。

超音波スクリーニング検査における主な観察項目

✤子宮頸部
- □頸管長が短縮していないか？
- □子宮下部に胎盤が付着していないか？

✤頭部
- □頭部は円形で、突出する病変はないか？
- □ midline echo を認めるか？
- □大槽・側脳室三角部＜10 mm か？

✤胸部
- □心臓以外の低エコーは認めないか？

✤心臓
- □胃と同側に心臓があるか？
- □心四腔断面の位置や大きさ，心軸の傾きに異常はないか？
- □主肺動脈，上行大動脈，上大静脈(3 vessel trachea view)を認めるか？

✤腹部
- □胃と膀胱以外の囊胞像はないか？
- □腹部周囲長は短縮していないか(AC＞－2 SD)？

✤四肢
- □大腿骨長が極端に短縮していないか(FL＞－2 SD)？

✤脊椎
- □脊椎に突出する病変はないか？
- □側彎はないか？

✤胎児付属物
- □2 cm＜MVP＜8 cm か？
- □臍帯動脈は2本あるか？

✤胎児発育
- □EFW＞－1.5 SDまたは，＞6% tile か？

(杏林大学産科婦人科学教室の観察項目を元に作成)

1 子宮頸部の異常

子宮頸管長の短縮

妊娠中期以降に子宮収縮がないにもかかわらず，子宮頸管長（頸管長）の短縮が認められる場合は，頸管無力症が示唆されます。

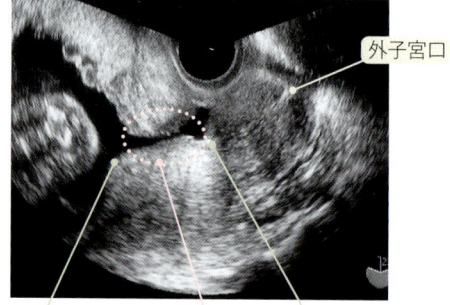

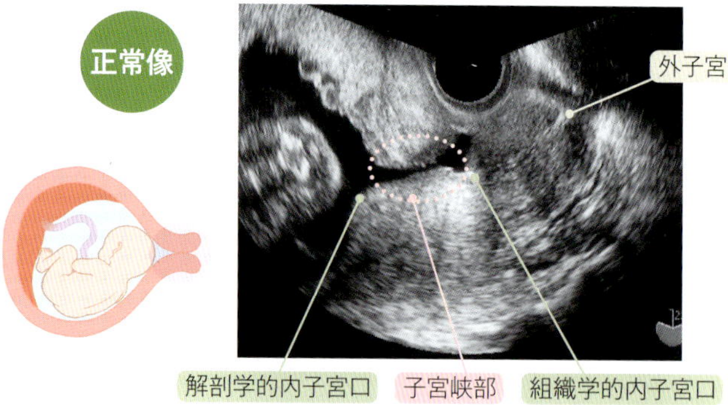

正常像

外子宮口

解剖学的内子宮口　子宮峡部　組織学的内子宮口

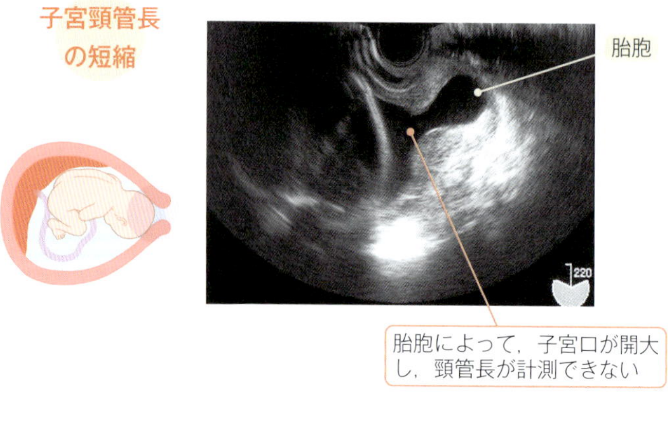

子宮頸管長の短縮

胎胞

胎胞によって，子宮口が開大し，頸管長が計測できない

Column 膜性診断

多胎妊娠では，膜性診断を行います。双胎妊娠では，一絨毛膜双胎は二絨毛膜双胎に比べて予後が不良であることが多いため，膜性診断がきわめて重要です。

膜性診断では，絨毛膜の数（＝胎盤の数），羊膜の数，胎児数の順に記載されます。胎児数は双胎，3胎，4胎…とし，品胎とは呼ばなくなりました。英語で略す時には，絨毛膜および羊膜は，1：Mono，2：Di，3：Triの頭文字を用います。一絨毛膜二羊膜双胎の場合はMD-twin，二絨毛膜二羊膜双胎はDD-twinといった具合です。

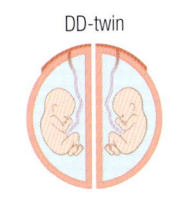

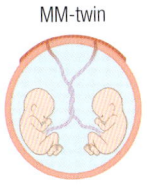

DD-twin　　MM-twin

子宮下部への胎盤付着

　胎盤が正常より低い位置に付着し，胎盤が内子宮口を覆っている場合は，前置胎盤と診断します。

　前置胎盤では，妊娠28週以降に性器出血の頻度が増し，早産傾向にあります（平均分娩週数は，妊娠34〜35週との報告が多くなされています）。このため，妊娠31週までに診断し，自院での対応が困難な場合には，妊娠32週末までに他院を紹介します。癒着胎盤の合併も考慮する必要があります。

前置胎盤

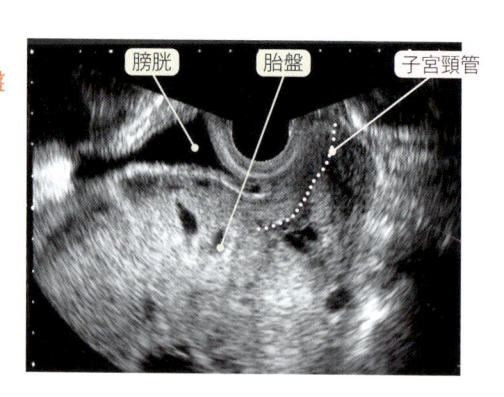

膀胱　胎盤　子宮頸管

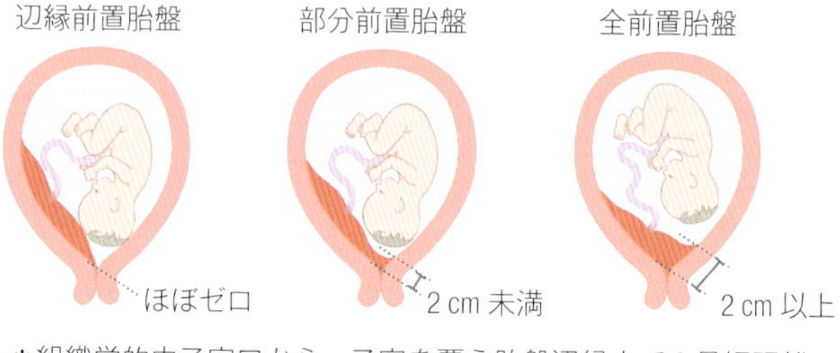

辺縁前置胎盤	部分前置胎盤	全前置胎盤
ほぼゼロ	2 cm未満	2 cm以上

＊組織学的内子宮口から，子宮を覆う胎盤辺縁までの最短距離によって，暫定的に定義されています。

> **memo** 低置胎盤
>
> 妊娠36〜37週時に胎盤辺縁が内子宮口から2cm以内を目安に診断され，帝王切開も考慮されます。低置胎盤では，分娩後の子宮からの出血に注意が必要です。

Column 異所性妊娠

受精卵が子宮体部中央以外に着床した場合を，異所性妊娠と呼びます。異所性妊娠の95%が卵管妊娠です（卵巣妊娠3%，腹腔内妊娠1.5%，頸管妊娠0.5%）。古典的三徴候に，無月経，腹痛，性器出血がありますが，性器出血を月経と思い，妊娠に気づかないことも少なくありません。

近年，帝王切開の増加に伴って，帝王切開瘢痕部妊娠が増えています。子宮破裂・大量出血などの合併症を引き起こす可能性がありますが，確立した治療法はありません。

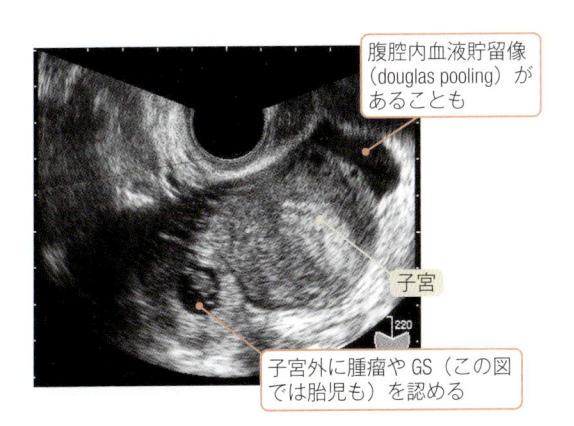

- 腹腔内血液貯留像（douglas pooling）があることも
- 子宮
- 子宮外に腫瘤やGS（この図では胎児も）を認める

2 頭部の異常

頭部の形状異常

　頭蓋骨を示す円弧が描出されない（無脳症，無頭蓋症），突出している（脳瘤）場合は，致命的もしくはきわめて予後が不良です。妊娠 22 週前の診断が望まれます。

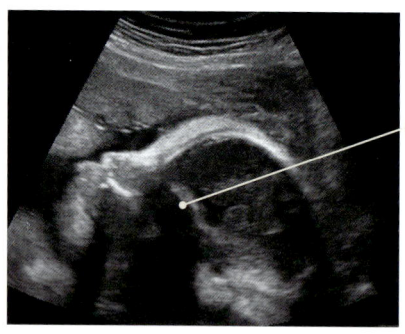

正常像

眼球

頭蓋骨が保たれている

無頭蓋症

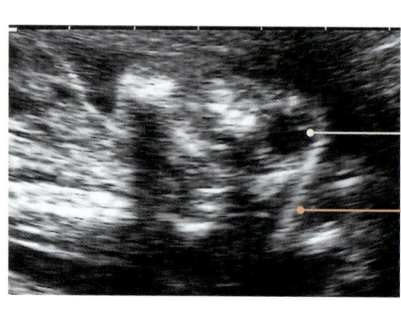

眼球

水平な頭頂部

Column　NT（nuchal translucency）肥厚

　胎児の後頸部には，生理的にリンパ液が貯留します。これはNTと呼ばれ，NTの厚さ（NT値）は胎児染色体異常の指標の１つとなります（染色体異常の予測は，母体年齢や複数の検査結果から，総合的に診断します）。

　NT値は妊娠11週0日～13週6日に測定します。NT値の増加は，先天性心疾患や横隔膜ヘルニアなどの新生児外科疾患の発生率を上昇させます。このため，NTが肥厚している場合は胎児形態異常の精査が必要です。

　NTが肥厚していても，検査前から「胎児異常に関する情報提供」の希望の有無が確認できていない妊婦には，慎重に対応する必要があります。

　なお，正確な計測には経験や訓練が必要で，欧米では，NT計測に関する資格制度が存在し，専門家による遺伝カウンセリングを含めシステム化されています。

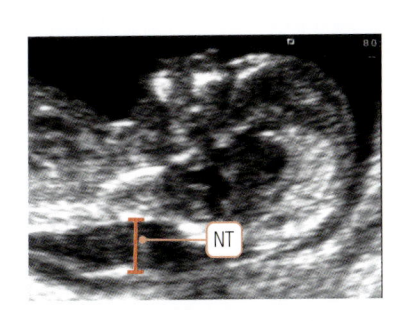

頭部内部の異常

　Midline echo が直線として描出されない，または断続的な場合には，脳の不分離（全前脳胞症）やガレン静脈瘤など予後不良な疾患が疑われます。

　妊娠後期に頭部の形態異常が認められる場合には，MRIなどの他の画像診断が行われる場合があります。

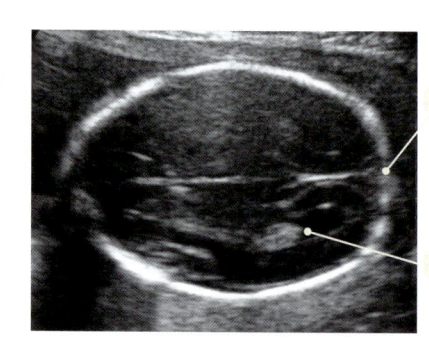

正常像

midline echo
側脳室

全前脳胞症

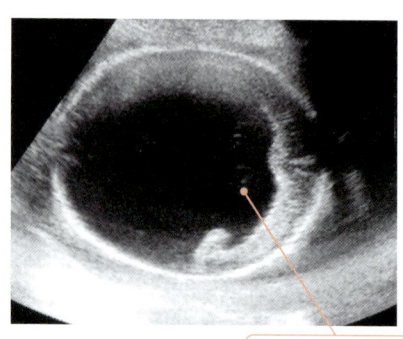

midline echo がない

Column　大槽・側脳室の 10 mm ルール

　頭部の形態異常の有無を知る手段として，側脳室の幅や小脳虫部後方から後頭骨までの距離（大槽の大きさ）を測定します。

　側脳室の直径が 10 mm を超える場合には，脳室拡大や水頭症が疑われます。脳室の拡大は，何らかの理由で脳室内に脳脊髄液が貯留するために起こります。

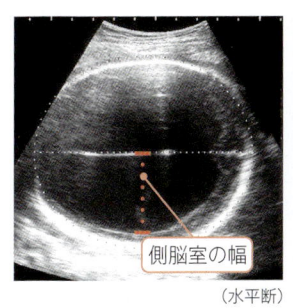

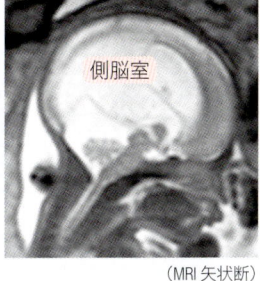

側脳室
側脳室の幅
（水平断）
（MRI 矢状断）

　大槽が 10 mm を超える場合，小脳虫部の低形成が疑われます。大槽の消失（スペースが認められない）は，小脳が脊柱管に陥入していることを意味し，開放性の神経管疾患，脊髄髄膜瘤（二分脊椎）が疑われます。

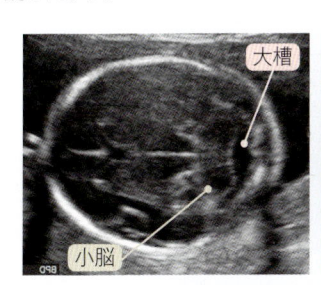

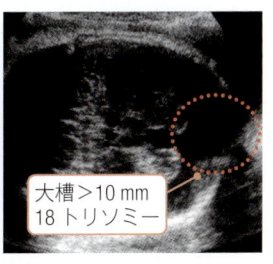

大槽
小脳
大槽＞10 mm
18 トリソミー

3 胸部の異常

心臓以外の嚢胞像

胸部に認める低輝度像(黒い像)は，心臓のみです。心臓以外の低輝度像が認められる場合は，胸腔内占拠性疾患(胸水，先天性横隔膜ヘルニア)が疑われます。

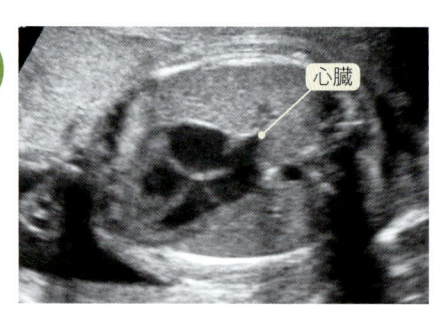

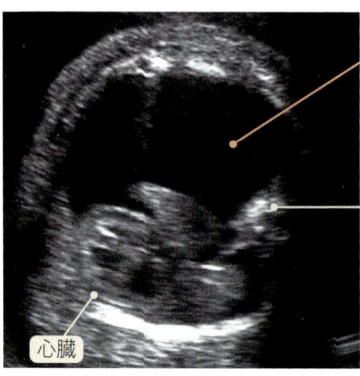

正常像 — 心臓

胸水 — 胸水(両側の場合もある)／脊椎／心臓

横隔膜ヘルニア

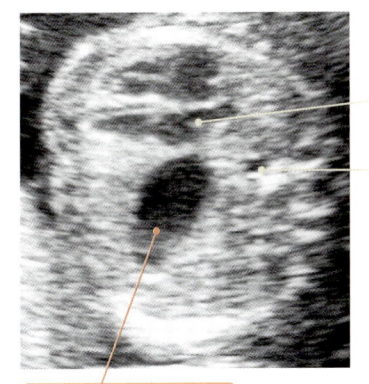

心臓
脊椎
胃胞が，胸部に脱出し，心臓を圧排している

> **memo　胎児の胸部疾患**
>
> 　胸部疾患は，出生後に外科処置を含めた緊急処置を必要とする疾患や，厳重な呼吸管理を必要とし，生命予後にかかわる疾患が多いのが特徴です。胎児治療や出生直後の介入によって予後が改善することが多いため，早期の発見・診断が重要です。

4 心臓の異常

心臓と胃胞の位置の異常

　胃胞は，上腹部に黒い大きな楕円（低輝度嚢胞像）として描出されます。通常，胃胞は心臓と同側に描出されます。位置が互いに異なる場合には，内臓錯位と呼ばれ，ほぼ100%心奇形が合併します。

胃胞と心臓が同側
正常

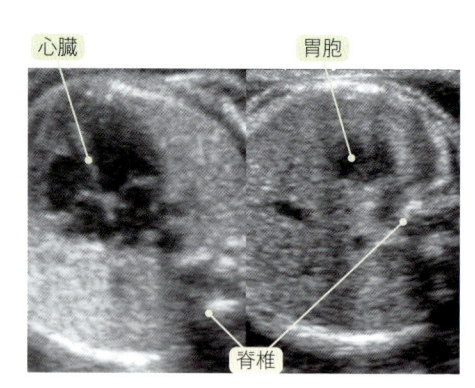

胃胞と心臓が異側
心奇形の可能性

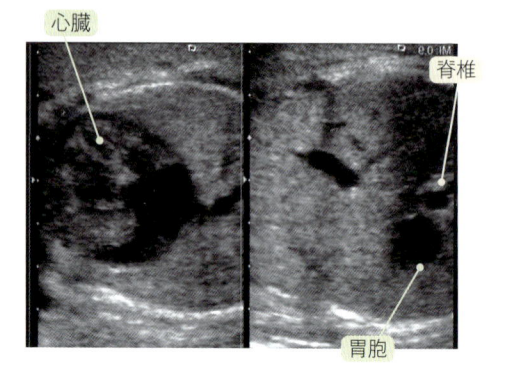

心軸の傾きの異常

通常，心臓は左斜め前方に向いています。脊椎から胸郭(胸部正中)に引いた線と心房心室中隔を延長した線がなす角度は，45±20度になります。これを超える場合には，胎児の心臓に異常がある可能性があります。

0度に近い
修正大血管転位症の可能性

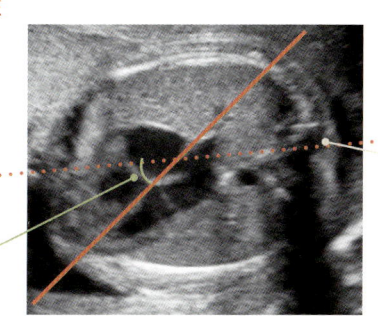

脊椎

45±20度
正常

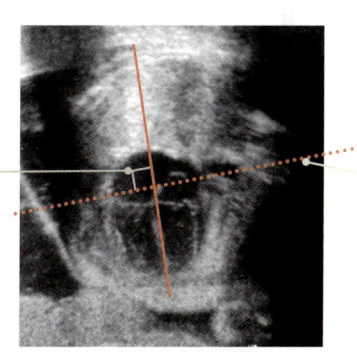

90度に近い
ファロー四徴症の可能性

脊椎

第Ⅳ章

4 心臓の異常

79

胎児心四腔断面の異常

　心房，心室は，センターラインを中心としてほぼバランスよく並んでいます。このバランスが悪い，左右差がある場合には心血管の狭窄の疑いがあります。このほか，心房・心室が2つずつ描写されない場合は，単心房・単心室疾患や片側の心房・心室の低形成が疑われます。これは，超音波検査でみつけやすい疾患の1つです。

正常像　　心臓　　脊椎

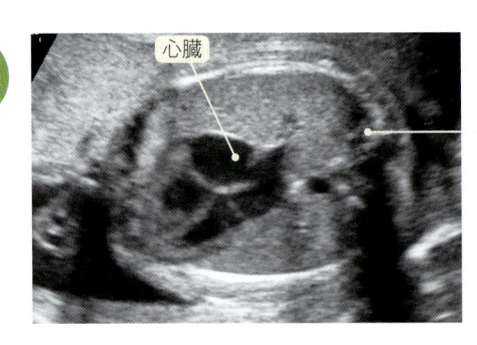

単心房
単心室　　脊椎

心房心室中隔が欠損している

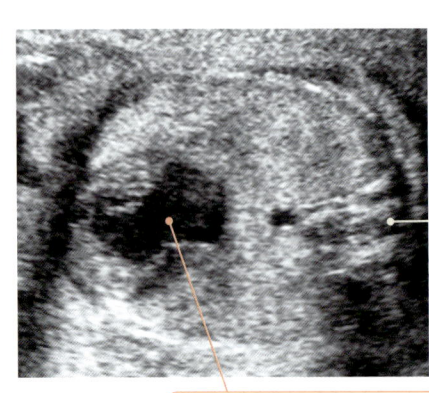

左心低形成

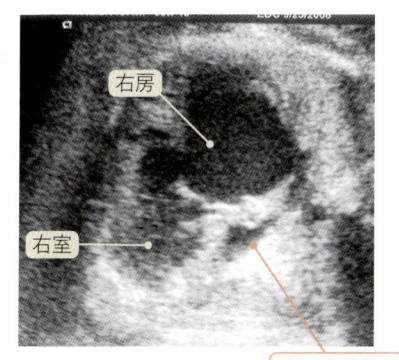

右房

右室

左室低形成に加え，心臓全体が肥大している。

第Ⅳ章

4 心臓の異常

> **memo 心臓の異常**
>
> 心臓の異常は，妊娠26〜28週頃に見つけやすいといわれています。単心房，単心室などの大きな奇形は，妊娠14週頃からでも診断が可能です。逆に妊娠末期に近づくほど心臓は描出しにくくなり，診断が難しくなります。

5 腹部の異常

胃と膀胱以外の囊胞像

正常な児では，腹腔内に描出される大きな黒い像(低輝度囊胞像)は，胃胞と膀胱のみです。これ以外に，低輝度像がみられる場合には，消化管閉塞の疑いがあります。

胃胞がわからない場合には，食道閉塞の可能性があります。

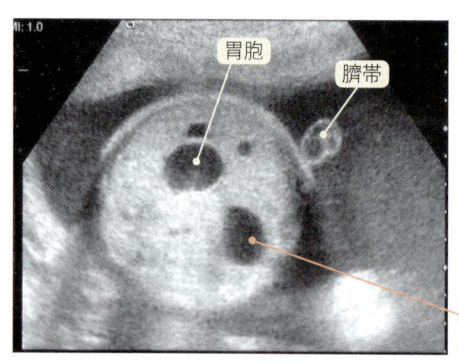

囊胞が2個
十二指腸閉塞

胃胞 / 臍帯

十二指腸が閉塞して，十二指腸が拡張した状態（double cysts sign）

囊胞が多数
多くは小腸閉塞

小腸が閉塞し，多くの囊胞像を認める

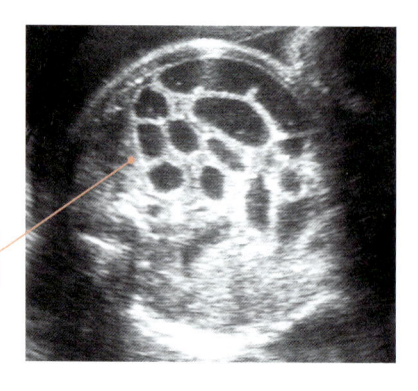

腹壁破裂

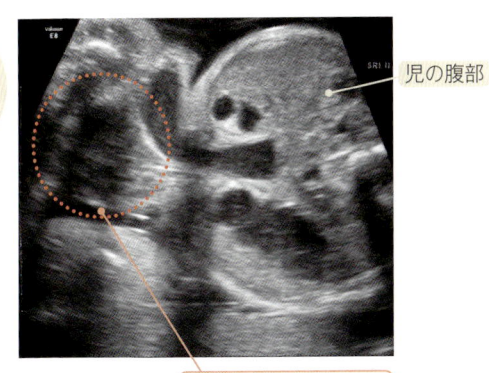

児の腹部

羊水中に脱出した腸管

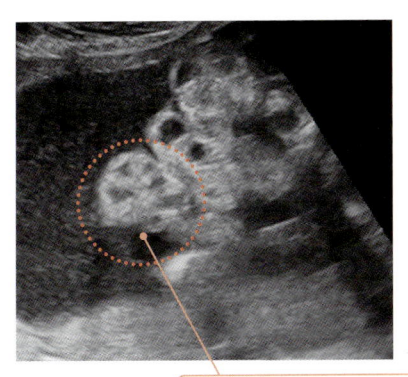

羊水内に浮遊する腸管。脱出する腸管は、小腸であることが多い

第Ⅳ章

5 腹部の異常

> **memo 腹腔内臓器の脱出**
> 腹腔内臓器が脱出していると、腹部周囲長が短縮します。この場合、臍帯ヘルニアや腹壁破裂が疑われます。

6 四肢・骨格の異常

大腿骨長の短縮

　病的な短縮であるか否かは，AC と FL を比較するなどして診断されますが，FL が −2SD 未満の場合には，精査が必要です。四肢が著明に短絡している場合（四肢短縮症），胸郭や肺の低形成を伴い，致死的なこともあります。

正常像

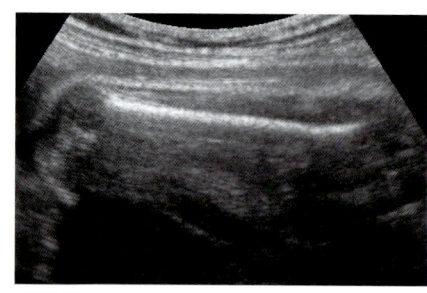

四肢短縮症

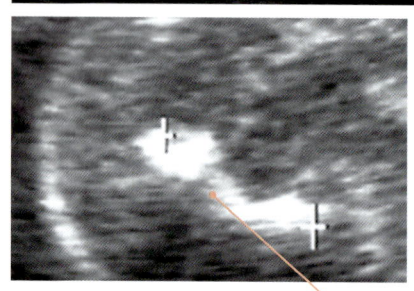

大腿骨が著明に短縮し，彎曲している。

脊椎の形状の異常

通常，脊椎はきれいな曲線を描きます。凹凸がある場合には，脊髄髄膜瘤（二分脊椎）が疑われます。脊髄髄膜瘤は，腰椎・仙骨部に多くみられ，突出する囊胞として認められます。脊髄髄膜瘤の多くは，頭蓋内にも異常（小頭症やキアリⅡ型奇形）がみられます。

脊髄髄膜瘤 — 突出する囊胞

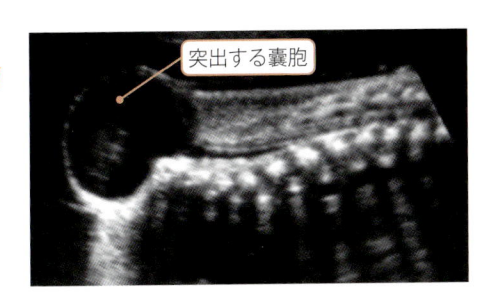

仙尾骨奇形腫 — 巨大な腫瘍／脊椎

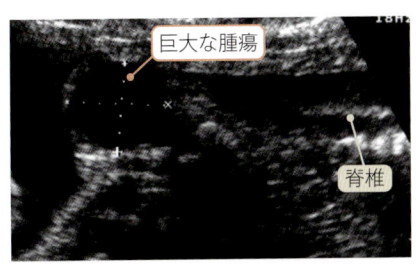

MRIでみると…

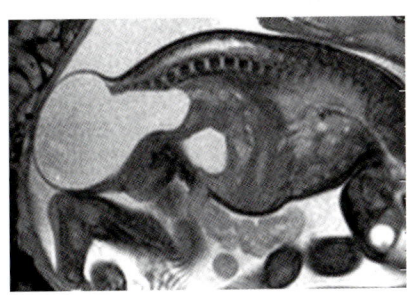

7 羊水量の異常

　羊水は，初期は羊膜由来ですが，妊娠中期以降は胎児尿由来がほとんどです。妊娠20週頃から羊水は胎児が嚥下し，腸管から吸収されます。妊娠32週頃まで増加し続け，その量は800 mL/日程度です。その後，妊娠39週頃までは増減なく，妊娠39週以降は徐々に減少していきます。

　羊水量の異常は，産生量と羊水吸収・消失量の不均衡によって起こります。羊水過少の原因として，器質的疾患を考える前に，必ず前期破水と胎児状態の悪化を否定する必要があります。羊水過多の約半数は特発性（原因不明）ですが，出生直後に呼吸管理を必要とする疾患があること，分娩時に臍帯脱出の危険があることから，十分な準備をして分娩にのぞみましょう。

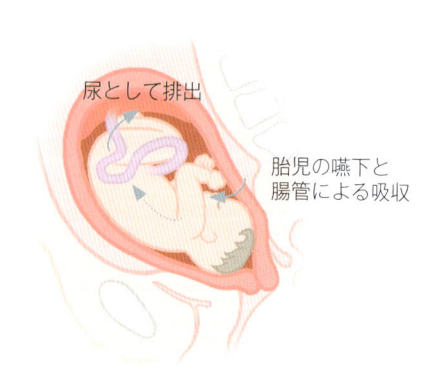

尿として排出

胎児の嚥下と腸管による吸収

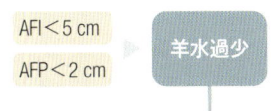

```
AFI＜5 cm
AFP＜2 cm
```
▶ **羊水過少**

胎児側の要因
- 胎児機能不全
- 胎盤機能不全
- 閉塞性尿路疾患

母体側の要因
- 前期破水
- 薬剤投与（解熱鎮痛薬，ACE阻害薬）

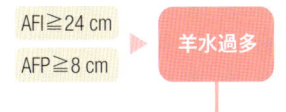

```
AFI≧24 cm
AFP≧8 cm
```
▶ **羊水過多**

胎児側の要因
- 産生増加：胎児水腫，胎盤腫瘍，多胎妊娠
- 嚥下障害：中枢神経疾患，筋・骨格系疾患
- 吸収・通過障害：消化管閉塞，臍帯ヘルニア，腹壁破裂，先天性横隔膜ヘルニア（CDH）

母体側の要因
- 糖尿病合併妊娠，妊娠糖尿病
- 血液型不適合妊娠
- 先天性代謝異常

＊羊水量の計測については，p.50 参照。

8 臍帯動脈の数の異常

　通常，臍帯内では 2 本の臍帯動脈が 1 本の臍帯静脈と並走しています。このうち 1 本の臍帯動脈が欠損している状態を，単一臍帯動脈といいます。単一臍帯動脈は，染色体異常や生殖器疾患，先天性心疾患などの合併奇形を有する可能性を示唆する所見です。

正常像

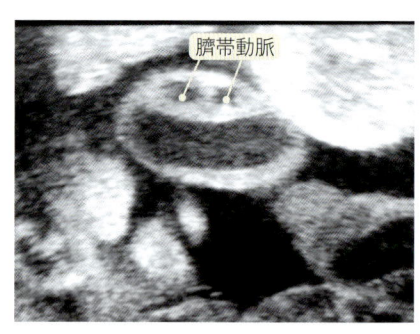

臍帯動脈

単一臍帯動脈

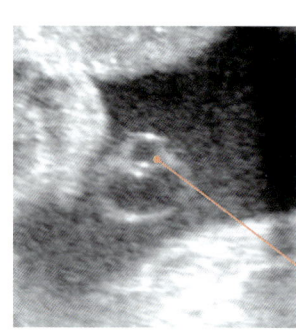

臍帯動脈が 1 本欠損している

V. 胎児 well-being の評価

① 胎児心拍数モニタリング（CGT, DST）
② BPS

胎児心拍数モニタリング

　non-stress test（NST）は，胎児心拍数パターンから胎児の中枢神経系や循環系の状態を推測し，胎児well-beingを評価する方法です。よって胎児の中枢神経系制御機構がほぼ完成する，妊娠28週以降に行います。

　モニタリングには電極を直接胎児に装着する内測法と，超音波を用いて母体の腹壁から胎児の心拍動を検出する外測法があります。外測法では，経時的な胎児心拍数の記録とともに，子宮収縮の状態も経時的に記録するCTG（cardiotocogram）が一般的です。

　評価項目は，
　①基線細変動（variability，バリアビリティ）
　②基線（base line，ベースライン）
　③一過性頻脈（acceleration，アクセレレーション）
　④一過性徐脈（deceleration，ディセレレーション）
　⑤子宮収縮
の5つがあり，10分区画ごとに①〜⑤の順に評価していきます。

正常

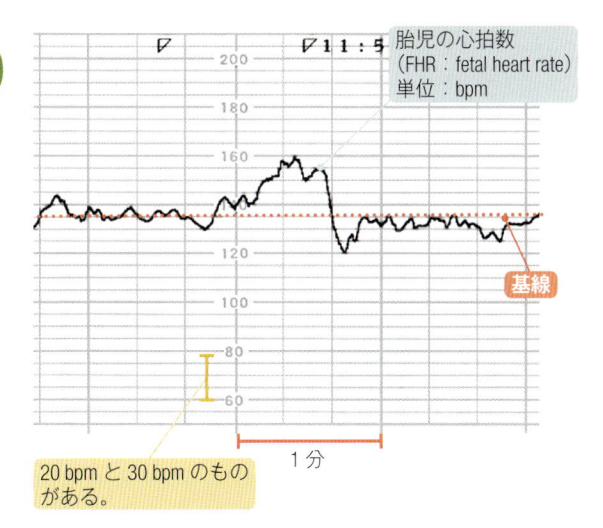

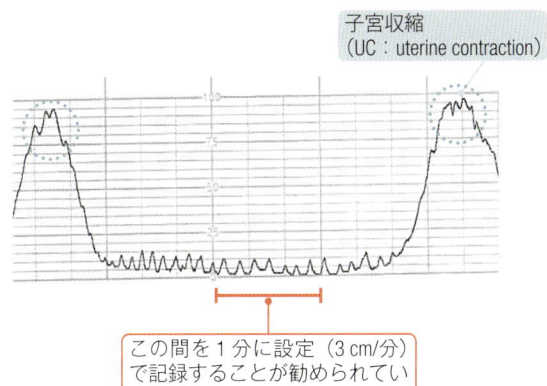

胎児の心拍数
(FHR: fetal heart rate)
単位: bpm

基線

1分

20 bpm と 30 bpm のものがある。

子宮収縮
(UC: uterine contraction)

この間を1分に設定（3 cm/分）で記録することが勧められている。3分（1 cm/分）で設定されていることがあるので注意。

第Ⅴ章　胎児心拍数モニタリング

基線細変動（VD:variability）と基線（base line）

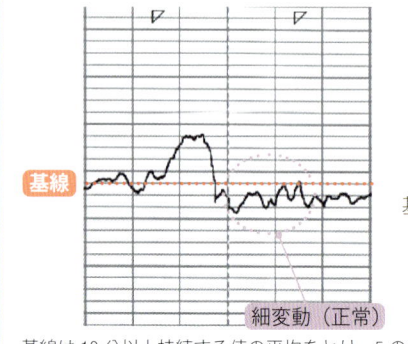

正常範囲
基線 110〜160 bpm
基線細変動 6〜25 bpm

細変動（正常）

基線は 10 分以上持続する値の平均をとり，5 の倍数であらわす。

基線	評価	原因
110 bpm 未満	徐脈	母体：薬物（麻酔薬，鎮痛薬，麻薬），低体温 胎児：未熟性（妊娠初期），胎児睡眠，無頭蓋症，胎児機能不全（低酸素症の進行，代謝性アシドーシス），先天性房室ブロック（母体シェーグレン症候群，SLE）
160 bpm を超える	頻脈	母体：発熱，感染症，甲状腺機能亢進症，薬物（交感神経刺激薬リトドリン） 胎児：感染，心負荷（貧血，心不全），不整脈，胎児機能不全

基線細変動	評価	原因
認められない	消失	正常な心拍数制御機構の機能不全，低酸素の進行，代謝性アシドーシスの可能性
5 bpm 以下	減少	
26 bpm 以上	増加	一定の評価がなされていない

> **memo　心拍数基線細変動**
>
> 1 分間に 2 サイクル以上の FHR の変動があり，振幅，周波数ともに規則性のないものをさします。

基線細変動消失（LOV:loss of variability）

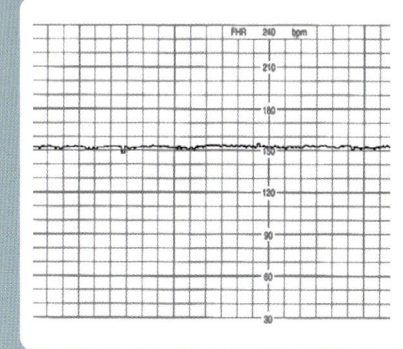

子宮収縮のない妊婦では，一過性徐脈の判断が難しいことがある。基線細変動の減少や消失は，アシドーシスのよい指標となる。

一過性頻脈　（accel：acceleration）

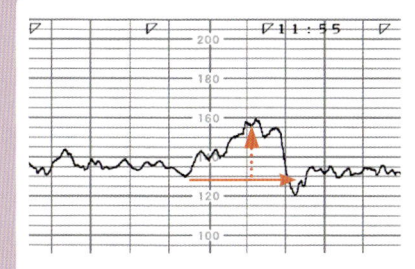

胎動による子宮収縮
▼
交感神経を刺激し，カテコラミン分泌
▼
心拍数増加

15 bpm 以上の上昇，かつ 15 秒以上の持続
（妊娠 32 週未満は，10 bpm，10 秒）

早発一過性徐脈 (ED：early deceleration)

ゆるやかに降下

子宮収縮と一致

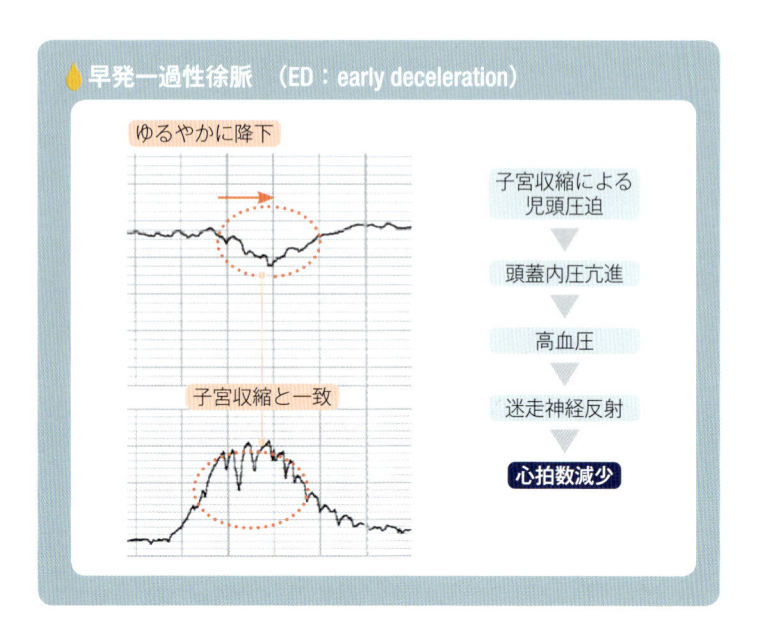

子宮収縮による児頭圧迫
▼
頭蓋内圧亢進
▼
高血圧
▼
迷走神経反射
▼
心拍数減少

遅発一過性徐脈 (LD：late deceleration)

FHRの減少開始からゆっくり降下*、2分以内に回復

子宮収縮と不一致

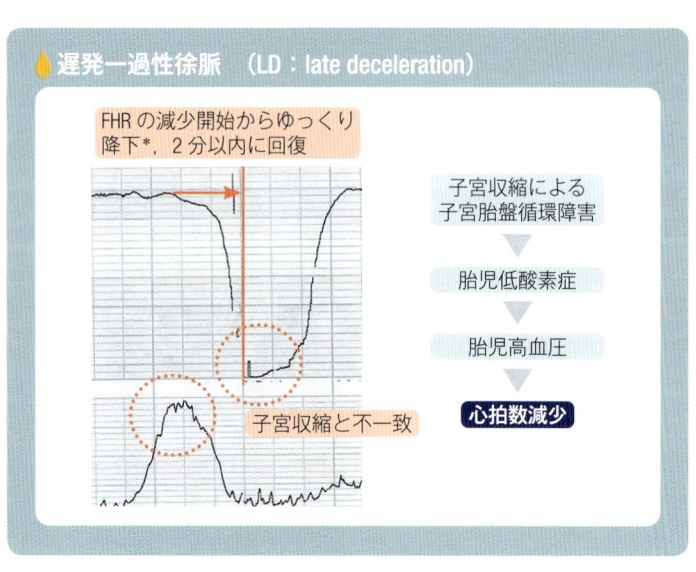

子宮収縮による子宮胎盤循環障害
▼
胎児低酸素症
▼
胎児高血圧
▼
心拍数減少

遷延一過性徐脈　prolonged deceleration

FHR の減少開始から回復まで，2分以上10分未満

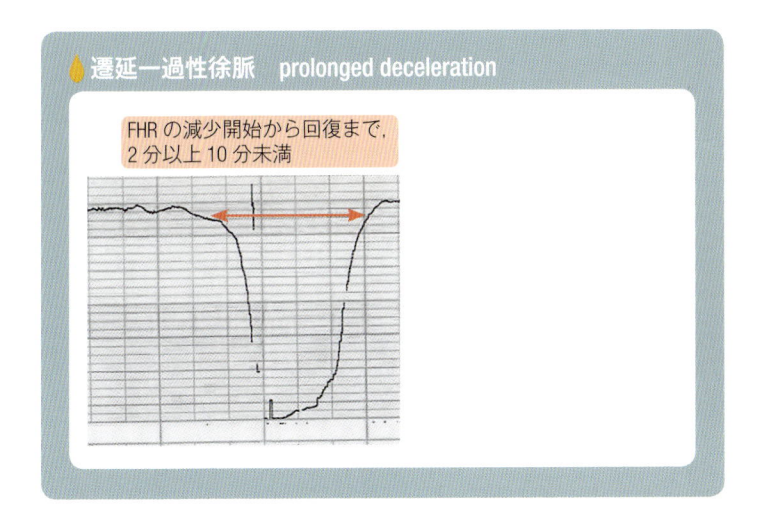

変動一過性徐脈　variable deceleration

FHR の減少開始から速やかに降下*

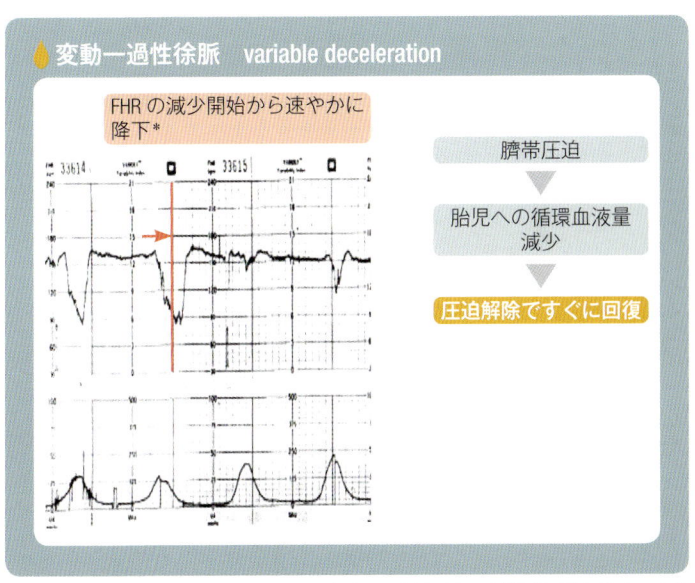

臍帯圧迫
▼
胎児への循環血液量減少
▼
圧迫解除ですぐに回復

＊30秒ルールは，遅発性一過性徐脈と変動一過性徐脈との判断が困難な場合のみ参考となる。肉眼的な区別を基本とする。

第Ⅴ章　胎児心拍数モニタリング

胎児心拍数パターンとレベル分類

(日本産婦人科学会,日本産婦人科医会・編:産婦人科診療ガイドライン産科編2011より)

	レベル	対処と処置*
1	正常波形	経過観察
2	亜正常波形	A:経過観察 B:連続監視,医師に報告
3	異常波形(軽度)	B:連続監視,医師に報告 または C:連続監視,医師の立会い要請,急速遂娩の準備
4	異常波形(中等度)	C:連続監視,医師の立会い要請,急速遂娩の準備 または D:急速遂娩の実行,新生児蘇生の準備,医師の立会い
5	異常波形(高度)	D:急速遂娩の実行,新生児蘇生の準備,医師の立会い

*医療機関における助産師の対応と処置

重症度(高度)	
遅発一過性徐脈	最下点までの低下が15 bpm以上
遷延一過性徐脈	最下点が80 bpm未満
変動一過性徐脈	最下点が70 bpm未満で30秒以上持続 または 70 bpm以上80 bpm未満で60秒以上持続

❋基線細変動正常例

心拍数基線	一過性徐脈							
	なし	早発	変動		遅発		遷延	
			軽度	高度	軽度	高度	軽度	高度
正常脈	1	2	2	3	3	3	3	4
頻脈	2	2	3	3	3	4	3	4
徐脈	3	3	3	4	4	4	4	4
徐脈(<80)	4	4		4	4	4		

❋ 基線細変動減少例

心拍数基線	一過性徐脈 なし	早発	変動 軽度	変動 高度	遅発 軽度	遅発 高度	遷延 軽度	遷延 高度
正常脈	2	3	3	4	3*	4	4	5
頻脈	3	3	4	4	4	5	4	5
徐脈	4		4	5	5	5	5	5
徐脈（<80）	5	5			5	5		

＊正常脈＋軽度遅発一過性徐脈：健常胎児でも比較的頻繁に認められるので「3」とする。ただし，背景に胎児発育不全や胎盤異常などがある場合は「4」とする。

（著者注：＊印部分を除き，正常例＋1と覚えるとよいでしょう）

❋ 基線細変動消失例

	一過性徐脈 なし	早発	変動 軽度	変動 高度	遅発 軽度	遅発 高度	遷延 軽度	遷延 高度
心拍数基線に関係なく	4	5	5	5	5	5	5	5

・薬剤投与や胎児異常など特別な誘因がある場合は，個別に判断する。
・心拍数基線が徐脈（高度を含む）の場合は，一過性徐脈のない症例も「5」と判定する。

❋ 基線細変動増加例

	一過性徐脈 なし	早発	変動 軽度	変動 高度	遅発 軽度	遅発 高度	遷延 軽度	遷延 高度
心拍数基線に関係なく	2	2	3	3	3	4	3	4

・心拍数基線が明らかに徐脈と判定される症例では，「基線細変動正常例」の徐脈（高度を含む）に準じる。

❋ サイナソイダルパターン

	一過性徐脈 なし	早発	変動 軽度	変動 高度	遅発 軽度	遅発 高度	遷延 軽度	遷延 高度
心拍数基線に関係なく	4	4	4	4	5	5	5	5

（著者注：サイナソイダルパターンでは心拍数曲線が規則的でなめらかなサインカーブを描きます。1分間に2～6サイクル，振幅平均は5～15 bpm，持続時間は10分以上で，一過性頻脈は伴いません）

子宮収縮のモニタリング

		子宮口開大度		
		4〜6 cm	7〜8 cm	9 cm〜分娩第 2 期
陣痛周期	平均	3 分	2 分 30 秒	2 分
	過強陣痛	1 分 30 秒以内	1 分以内	1 分以内
	微弱陣痛	6 分 30 秒以上	6 分以上	初産婦 4 分以上 経産婦 3 分 30 秒以上
発作持続時間	平均	70 秒	70 秒	60 秒
	過強陣痛	2 分以上	2 分以上	1 分 30 秒以上
	微弱陣痛	40 秒以内	30 秒以内	30 秒以内

＊子宮収縮薬使用中は，10 分に 5 回以下とする。

原発性微弱陣痛の原因

子宮（筋）の解剖学的変化
- 子宮発達不全：若年妊娠
- 子宮形態異常：子宮奇形，子宮手術後，骨盤内腫瘍
- 子宮の興奮不全：高齢初産
- 子宮の過伸展：羊水過多，多胎妊娠，巨大児

神経性障害
- 全身的原因：栄養状態の異常，消耗性疾患，肥満，疲労，精神的不安
- 産科的要因（ペースメーカーの刺激不足）：先進部の陥入・固定不全，頸管の圧迫・伸展不足（児頭骨盤不適合，膀胱・直腸充満，骨盤位，無脳児）

続発性微弱陣痛の原因

母体側の要因
- 高齢初産，狭骨盤
- 疲労
- 子宮収縮薬・麻酔薬の乱用
- 子宮手術後
- 骨盤内腫瘍

胎児側の要因
- 巨大児，水頭症などの胎児奇形
- 胎位・胎勢・回旋異常
- 臍帯巻絡・過短臍帯

＊赤字は，過強陣痛の原因にも挙げられているもの。

陣痛周期（外側陣痛計）

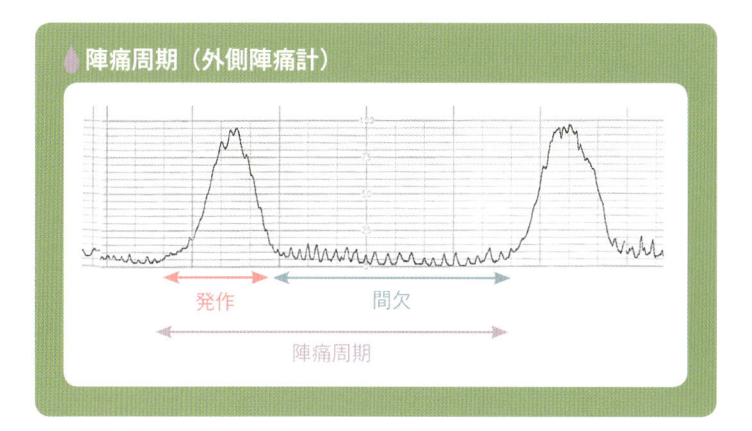

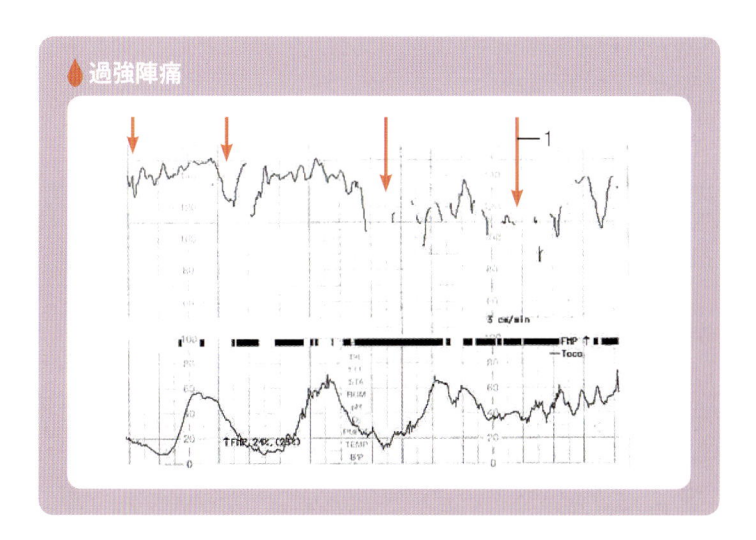

発作　間欠
陣痛周期

過強陣痛

memo　過強陣痛

過強陣痛は医原性が多く，微弱陣痛に対する子宮収縮薬の過量投与に起因していることも多々あります。つまり，微弱陣痛と過強陣痛は表裏一体の関係であるともいえます。

BPS と modified BPS

　妊娠 28 週以降は，胎児心拍数と子宮収縮のモニタリングである，NST で胎児の well-being の評価が可能です．加えて，超音波検査による呼吸様運動，胎動，筋緊張，羊水量によって，胎児の状態を評価します（BPS：biophysical profile scoring）．

　BPS では，上記の要素をそれぞれ点数化して，合計点で評価を行います．しかし，BPS による評価は長時間を要すため，簡略化した modified BPS が提唱されています．これは，NST と羊水量測定（AFI）で評価し，NST を含め 20 分程度で検査は終了します．

BPS（biophysical profile scoring）

	正常 （2点）	異常 （0点）
胎児呼吸様運動（FBM） 30 分間に 30 秒以上続く呼吸様運動	≧1 回	0 回
胎動（FM） 30 分間で体幹や四肢の運動 （連続した運動は 1 回とカウント）	≧3 回	≦2 回
胎児筋緊張（FT） 30 分間に体幹四肢を屈曲位から進展して，再度屈曲する運動（手の開閉も同じ）	≧1 回	0 回
羊水量（MVP） 羊水最大深度	≧2 cm	<2 cm
NST 20 分間に胎動を伴う 15 bpm，15 秒以上の一過性頻脈	≧2 回	≦1 回

BPS点数	管理方法
8/10（羊水正常，NSTなし）	・正常
8/10（羊水過少）	・37週以降：遂娩 ・36週まで：BPS週2回
6/10（羊水正常）	・37週以降：遂娩 ・36週まで：24時間以内に再検査，BPS 6以下で遂娩
6/10（羊水過少）	・32週以降：遂娩 ・32週まで：毎日BPSを行う
4/10（羊水正常）	・26週以降：遂娩
4/10（羊水過少）	
2/10	
0	

modified BPS

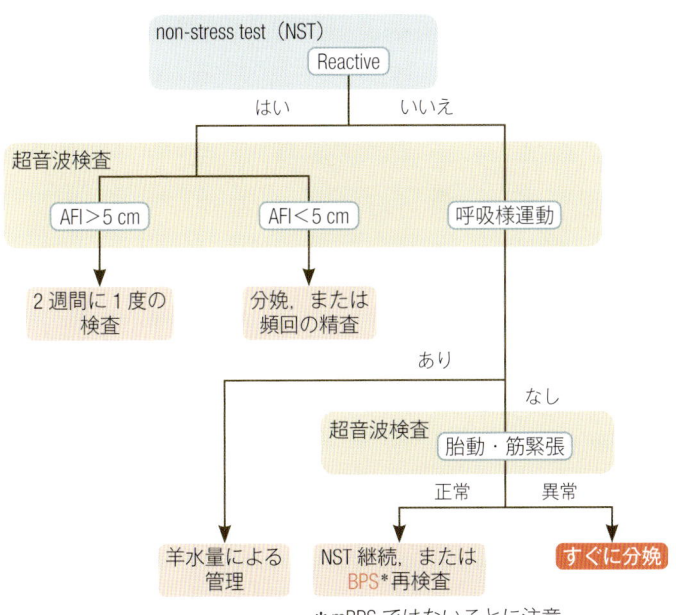

```
non-stress test (NST)
       Reactive
    はい      いいえ
```

超音波検査
- AFI＞5 cm → 2週間に1度の検査
- AFI＜5 cm → 分娩，または頻回の精査

呼吸様運動
- あり → 羊水量による管理
- なし → 超音波検査（胎動・筋緊張）
  - 正常 → NST継続，またはBPS*再検査
  - 異常 → すぐに分娩

＊mBPSではないことに注意

Column 臍帯巻絡と徐脈

臍帯巻絡は，時に胎児心拍数異常の原因となります。四肢の巻絡のほうが強く牽引されるため，予後不良です。

〔矢状断〕

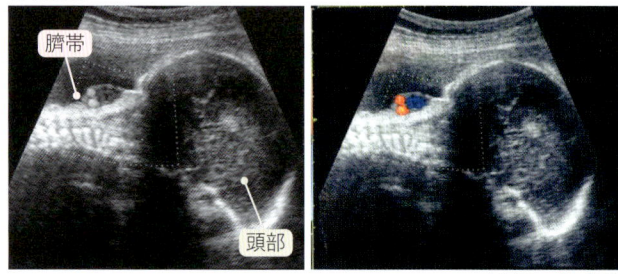

臍帯

頭部

（カラードプラ）

〔水平断〕

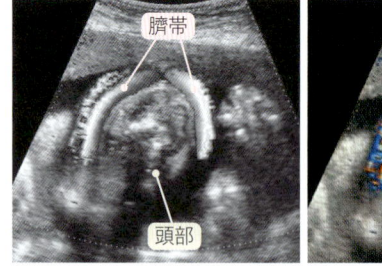

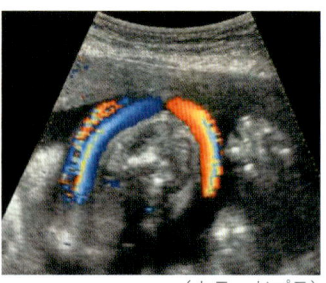

臍帯

頭部

（カラードプラ）

付録1　産科超音波検査でよく用いられる略語

AC	abdominal circumference	腹部周囲長，腹囲
AFD	appropriate for dates (infant)	在胎週数に比して適当な大きさの児
AFI	amniotic fluid index	羊水インデックス
AGA	appropriate for gestational age	在胎週数に比して適当な大きさの児
ASD	atrial septal defect	心房中隔欠損
BBT	basal body temperature	基礎体温
BEL	Beckenendlage（ドイツ語）	骨盤位
BPD	biparietal diameter	児頭大横径
BPS	biophysical profile scoring	
CDH	congenital diaphragmatic hernia	先天性横隔膜ヘルニア
CHD	congenital heart disease	先天性心疾患
CL	cervical length	子宮頸管長
CPD	cephalopelvic disproportion	児頭骨盤不均衡
CRL	crown rump length	頭殿長
CS	cesarian section	帝王切開
CST	contraction stress test	子宮収縮負荷テスト
CTG	cardiotocography	胎児心拍数陣痛図
Cxl	cervix length	子宮頸管長
DD	dichorionic diamniotic	二絨毛膜二羊膜
ED	early deceleration	早発一過性徐脈
EDC	expected date of confinement	分娩予定日

EFW	estimated fetal body weight	推定児体重
FBM	fetal breathing movement	胎児呼吸様運動
FGR	fetal growth restriction	胎児発育不全
FHB	fetal heart beat	胎児心拍
FHR	fetal heart rate	胎児心拍数
FL	femur length	大腿骨長
FM	fetal movement	胎動
FT	fetal tone	胎児筋緊張
FTA	fetal trunk area	胎児躯幹横断面積
GA	gestational age	在胎週数（胎齢）
GS	gestational sac	胎嚢
HC	head circumference	頭部周囲長，頭囲
HFC	heavy for dates (infant)	在胎期間に比して体重の重い児
IUFD	intrauterine fetal death	子宮内胎児死亡
IUGR	intrauterine growth retardation	子宮内胎児発育遅延(近年はFGRを用いる)
LFD	light for dates (infant)	在胎期間に比して体重の軽い児
LD	late deceleration	遅発一過性徐脈
LMP	last menstrual period	最終月経（初日）
LV	loss of variability	基線細変動消失
MCA	middle cerebral artery	中大脳動脈
MD	monochorionic diamniotic	一絨毛膜二羊膜
MM	monochorionic monoamniotic	一絨毛膜一羊膜
MVP	maximum vertical pocket	羊水最大深度
NSD	normal spontaneous delivery	経腟自然分娩
NST	non-stress test	ノンストレステスト
NT	nuchal translucency	後頸部浮腫
OCT	oxytocin challenge test	オキシトシン負荷試験

PI	pulsatility index	拍動指数
PROM	premature rupture of the menbranes	前期破水
REV	reversal flow	逆流
RI	resistance index	(末梢)血管抵抗指数
SA	spontaneous (natural) abortion	自然流産
SFD	small for dates (infant)	在胎期間に比して小さい児
SGA	small for gestational age	在胎期間に比して小さい児
SS	Schwangerschaft (ドイツ語)	妊娠
TA	transabdominal	経腹
TGA	transposition of the great arteries	大血管転位
TOF	tetralogy of Fallot	ファロー四徴症
TV	transvaginal	経腟
UmA	umbilical artery	臍帯動脈
UmV	umbilical vein	臍帯静脈
US	ultrasonography	超音波検査
VAS	vibro-acoustic stimulation	振動音響刺激
VE	vacuum extraction delivery	吸引分娩
VD	variable deceleration	変動一過性徐脈
VSD	ventricular septal defect	心室中隔欠損

付録2 児頭大横径（BPD）の妊娠週数ごとの基準値

	−2.0 SD	平均	+2.0 SD		−2.0 SD	平均	+2.0 SD
10週	8.0	12.6	17.1	27週	60.9	67.4	73.9
11週	11.3	15.9	20.6	28週	63.5	70.1	76.6
12週	14.5	19.3	24.1	29週	65.9	72.6	79.3
13週	17.8	22.7	27.6	30週	68.3	75.1	81.9
14週	21.1	26.1	31.2	31週	70.5	77.4	84.3
15週	24.4	29.5	34.7	32週	72.6	79.6	86.6
16週	27.7	32.9	38.2	33週	74.5	81.7	88.8
17週	30.9	36.3	41.7	34週	76.3	83.6	90.8
18週	34.2	39.6	45.1	35週	78.0	85.3	92.7
19週	37.4	43.0	48.5	36週	79.4	86.9	94.4
20週	40.6	46.2	51.9	37週	80.7	88.3	95.9
21週	43.7	49.5	55.3	38週	81.9	89.6	97.3
22週	46.7	52.6	58.5	39週	82.8	90.6	98.4
23週	49.7	55.7	61.8	40週	83.6	91.5	99.4
24週	52.6	58.8	64.9	41週	84.1	92.2	100.2
25週	55.5	61.7	68.0	42週	84.5	92.6	100.7
26週	58.3	64.6	71.0				単位：mm

（日本超音波医学会：超音波胎児計測の標準化と日本人の基準値 2003 より）

付録 3 頭囲（HC）の妊娠週数ごとの基準値

	3% tile	平均	97% tile		3% tile	平均	97% tile
14週	8.8	9.7	10.6	28週	24.2	26.6	29.0
15週	10.0	11.0	12.0	29週	25.0	27.5	30.0
16週	11.3	12.4	13.5	30週	25.8	28.4	31.0
17週	12.6	13.8	15.0	31週	26.7	29.3	31.9
18週	13.7	15.1	16.5	32週	27.4	30.1	32.8
19週	14.9	16.4	17.9	33週	28.0	30.8	33.6
20週	16.1	17.7	19.3	34週	28.7	31.5	34.3
21週	17.2	18.9	20.6	35週	29.3	32.2	35.1
22週	18.3	20.1	21.9	36週	29.9	32.8	35.8
23週	19.4	21.3	23.2	37週	30.3	33.3	36.3
24週	20.4	22.4	24.3	38週	30.8	33.8	36.8
25週	21.4	23.5	25.6	39週	31.1	34.2	37.3
26週	22.4	24.6	26.8	40週	31.5	34.6	37.7
27週	23.3	25.6	27.9				

単位：cm

（Hadlock FP, Deter RL, et al: Estimating fetal age: computer-assisted analysis of multiple fetal growth parameters. Radiology 152: 497-501, 1984）

付録4 腹部周囲長（AC）の妊娠週数ごとの基準値

	−1.5 SD	平均	+1.5SD		−1.5 SD	平均	+1.5SD
16週	9.0	10.4	11.8	30週	21.8	24.2	26.6
17週	9.9	11.1	12.9	31週	22.6	25.1	27.7
18週	10.9	12.5	14.0	32週	23.4	25.9	28.5
19週	11.8	13.5	15.1	33週	24.2	26.8	29.4
20週	12.8	14.5	16.2	34週	24.9	27.6	30.3
21週	13.7	15.5	17.3	35週	25.6	28.4	31.2
22週	14.7	16.5	18.4	36週	26.3	29.2	32.0
23週	15.6	17.5	19.5	37週	27.0	29.9	32.8
24週	16.5	18.5	20.5	38週	27.6	30.6	33.6
25週	17.4	19.5	21.6	39週	28.2	31.3	34.3
26週	18.3	20.5	22.6	40週	28.8	31.9	35.1
27週	19.2	21.4	23.6	41週	29.3	32.5	35.7
28週	20.1	22.4	24.7	42週	29.8	33.1	36.4
29週	20.9	23.3	25.6				

単位：cm

（日本超音波医学会：超音波胎児計測の標準化と日本人の基準値2003より）

付録5 大腿骨長（FL）の妊娠週数ごとの基準値

	−1.5 SD	平均	+1.5SD		−1.5 SD	平均	+1.5SD
16 週	16.2	20.1	24.1	30 週	49.2	53.8	58.5
17 週	18.7	22.7	26.7	31 週	51.1	55.8	60.6
18 週	21.2	25.3	29.3	32 週	53.0	57.8	62.5
19 週	23.7	27.8	31.9	33 週	54.8	59.6	64.4
20 週	26.2	30.4	34.5	34 週	56.5	61.4	66.3
21 週	28.7	32.9	37.1	35 週	58.1	63.0	68.0
22 週	31.1	35.4	39.7	36 週	59.6	64.6	69.6
23 週	33.5	37.9	42.2	37 週	61.0	66.0	71.1
24 週	35.9	40.3	44.7	38 週	62.3	67.4	72.4
25 週	38.3	42.7	47.1	39 週	63.4	68.6	73.7
26 週	40.6	45.0	49.5	40 週	64.5	69.6	74.8
27 週	42.8	47.3	51.8	41 週	65.4	70.6	75.8
28 週	45.0	49.6	54.1	42 週	66.1	71.4	76.7
29 週	47.1	51.7	56.3				

単位：mm

（日本超音波医学会：超音波胎児計測の標準化と日本人の基準値 2003 より）

付録 6 推定児体重（EFW）の妊娠週数ごとの基準値

	−1.5 SD	平均	+1.5 SD		−1.5 SD	平均	+1.5 SD
18週	141	187	232	30週	1191	1470	1749
19週	186	247	308	31週	1332	1635	1938
20週	236	313	390	32週	1477	1805	2133
21週	293	387	481	33週	1626	1980	2333
22週	357	469	580	34週	1776	2156	2536
23週	430	560	690	35週	1926	2333	2740
24週	511	660	809	36週	2072	2507	2942
25週	602	771	940	37週	2213	2676	3139
26週	702	892	1081	38週	2345	2838	3330
27週	812	1023	1233	39週	2466	2989	3511
28週	930	1163	1396	40週	2572	3125	3678
29週	1057	1313	1568	41週	2660	3244	3828

単位：g

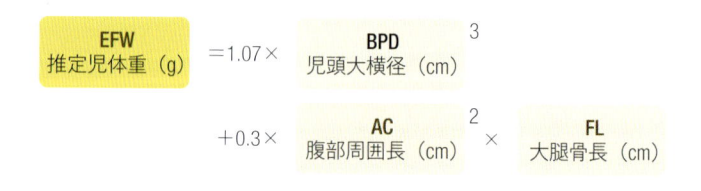

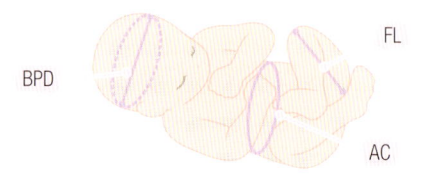

（日本超音波医学会：超音波胎児計測の標準化と日本人の基準値 2003 より）

$$\text{EFW 推定児体重 (g)} = 1.07 \times \text{BPD 児頭大横径 (cm)}^3 + 0.3 \times \text{AC 腹部周囲長 (cm)}^2 \times \text{FL 大腿骨長 (cm)}$$

索 引

A〜Z

AC（abdominal circumference） …… 29, 58
accel（acceleration） ………………… 93
AFI（amniotic fluid index） ………… 50
AFP（amniotic pocket） ……………… 51
baseline ……………………………… 92
BPD（biparietal diameter） ……………
…………………………… 9, 29, 52, 58, 100
Bモード ……………………………… 26
CPD（cephalopevic dispropotion） …… 53
CRL（crown rump length） ………… 7, 49
DD-tiwm ……………………………… 68
Depth ……………………… 29, 32, 36
ED（early deceleration） …………… 94
EFW（estimated fetal body weihgt） ……
………………………………………… 13, 29
FGR（fetal growth restriction） ………… 58
FHB（fetal heart beat） ……………… 5
FL（femur length） ……………… 29, 56, 58
Focus ……………………………… 32, 35
Freeze ……………………………… 32, 38
Gain ……………………………… 29, 32, 34
GS（gestational sac） ………………… 4
HC（head circumference） …………… 59
JSUMの式 …………………………… 58
LC（loss of variability） ……………… 93
LD（late deceleration） ……………… 94
mBPD（modified BPD） …………… 100
MCA（middle cerebral artery） ………… 62
MD-twin ……………………………… 68
midline echo …………………… 52, 74
Mモード ……………………………… 27
NST（non-stresstest） ……………… 90
NT（nuchal translucency） ………… 9, 73
PSV（peak systolic velocity） ………… 63
RI値（pulsatility index） …………… 62
RI値（resistance index） …………… 62
SD …………………………………… 29
STC …………………………………… 38
TA-USiTA …………………………… 24
TV-USiTV …………………………… 24
UmA（umbilical artery） …………… 62
VD（variability） ……………………… 92
VD（variable deceleration） ………… 95
white ring echo ……………………… 4
yolk sac ……………………………… 4
Zoom ……………………………… 32, 37

あ・い・お

アーチファクト ……………………… 40
異所性妊娠 ………………………… 5, 71
一絨毛膜双胎 ……………………… 68
一卵性双胎 …………………………… 4
一過性徐脈 ………………………… 90
一過性頻脈 ……………………… 90, 93
胃胞 ………………………………… 55
音響陰影 …………………………… 40

111

か

- 外性器 ……………………………… 16
- 過強陣痛 …………………………… 99
- カラードプラ法 …………………… 27
- ガレン静脈瘤 ……………………… 74

き

- キアリⅡ型奇形 …………………… 85
- 基線 ………………………………… 92
- 基線細変動 ……………………… 90, 92
- 基線細変動消失 …………………… 93
- 胸水 ………………………………… 76
- 筋緊張 …………………………… 100

く

- 屈折 ………………………………… 41
- グレーティングローブ …………… 40

け

- 頸管長 …………………………… 60, 69
- 頸管無力症 ……………………… 13, 69
- 経腟走査法 ………………………… 24
- 経腹走査法 ………………………… 24
- ゲイン …………………………… 32, 34
- 血流の再分配 ……………………… 63
- 原発性微弱陣痛 …………………… 98

こ

- 高輝度像 …………………………… 27
- 呼吸様運動 ……………………… 100
- コントラスト …………………… 29, 38

さ

- 最高血流速度 ……………………… 63
- 臍静脈 ……………………………… 55
- 臍帯 ………………………………… 83
- 臍帯巻絡 ……………………… 21, 102
- 臍帯脱出 …………………………… 86
- 臍帯動脈 …………………………… 62
- サイドローブ ……………………… 40
- 左室低形成 ………………………… 81

し

- 子宮峡部 …………………………… 61
- 子宮頸管 …………………………… 3
- 子宮頸管長 ……………………… 60, 69
- 子宮頸部 …………………………… 68
- 子宮収縮 ………………………… 90, 98
- 子宮底長 …………………………… 12
- 四肢短縮症 ………………………… 84
- 矢状断 …………………………… 30, 31
- 児頭骨盤不均衡 …………………… 53
- 児頭大横径 ……………… 9, 29, 52, 58
- 修正大血管転位症 ………………… 79
- 十二指腸閉塞 ……………………… 82
- 周波数 ……………………………… 33
- 小腸閉塞 …………………………… 82
- 食道閉塞 …………………………… 82
- 心軸 ………………………………… 78
- 陣痛周期 …………………………… 99
- 深度 ……………………………… 32, 36

す

- 推定児体重 ……………………… 13, 29
- －東大式 ………………………… 59
- －阪大式 ………………………… 59
- 水平断 ……………………………… 31
- ズーム …………………………… 32, 37

せ

- 脊髄髄膜瘤 ……………………… 75, 85
- 遷延一過性徐脈 …………………… 95
- 前額断 ……………………………… 30
- 前期破水 …………………………… 86
- 全前置胎盤 ………………………… 70
- 全前脳胞症 ………………………… 74

前置胎盤	70
先天性横隔膜ヘルニア	76
仙尾部奇形腫	85

そ

早発性一過性徐脈	94
続発性微弱陣痛	98

た

胎位	48
胎芽	4
胎向	48
胎児 well-being	90, 100
胎児機能不全	63
胎児心拍数モニタリング	90
胎児心拍数レベル分類	96
胎児心拍動	5
胎児頭位	59
胎児頭殿長	48
胎児発育不全	58
大槽	75
大腿骨長	29, 56, 58, 84
胎動	100
胎嚢	4
多重エコー	40
単一臍帯動脈	88
単心房・単心室	80

ち

遅発一過性徐脈	94
中大脳動脈	62
超音波スクリーニング	67

て

低輝度像	27
低置胎盤	71

と

頭殿長	7, 49
透明中隔腔	53
ドプラモード	27
トラックボール	32, 38

な・に

内臓錯位	78
二絨毛双胎	68
二分脊椎	75, 85
二卵性双胎	4

の

脳室拡大	75
脳瘤	72

は

パルスドプラ法	27
パワードプラ法	27

ふ

ファロー四徴症	79
フォーカス	32, 35
腹部周囲長	29, 54, 58
腹壁破裂	83
部分前置胎盤	70
ブライトネス	38
フリーズ	32, 38
分娩予定日	7

へ

辺縁前置胎盤	70
変動一過性徐脈	95

ま・み

膜性診断	5, 68
ミラーイメージ	41

む

無頭蓋症 ………………………… 72
無脳症 …………………………… 72

ゆ・よ

癒着胎盤 ………………………… 70
羊水 ……………………………… 100
羊水インデックス ……………… 50

羊水

羊水過少 ………………………… 87
羊水過多 ………………………… 87
羊水最大深度 …………………… 51
羊水量 ………………………… 50, 86

ら・り

卵黄嚢 …………………………… 4
リーフサイン …………………… 16